Herbert Ziegler / Gabriele Brandl

Suchtprävention als Führungsaufgabe

Lösungsorientierte Strategien für den Betrieb

Herbert Ziegler / Gabriele Brandl

Suchtprävention als Führungsaufgabe

Lösungsorientierte Strategien für den Betrieb

PraxisReihe Arbeit-Gesundheit-Umwelt

Universum Verlagsanstalt UV

Herbert Ziegler / Gabriele Brandl
Suchtprävention als Führungsaufgabe

Universum Verlagsanstalt GmbH KG
65175 Wiesbaden
Internet: http://www.universum.de
E-Mail: uv@universum.de
Satz: FREIsign GmbH, Wiesbaden
Grafische Gestaltung: Karin Neumert, Rüsselsheim
Druck: p. altmann-druck GmbH, Berlin

2. Auflage, Wiesbaden 2001

ISBN 3-89869-044-X

Als die Deutsche Hauptstelle gegen Suchtgefahren 1978 zum ersten Mal in einem größeren Rahmen den Problembereich „Alkohol am Arbeitsplatz" in der Fachöffentlichkeit diskutierte, lagen nur wenige Veröffentlichungen zu diesem Thema vor.

Heute gibt es eine Vielzahl von Beiträgen zur Suchtproblematik. Diese Veröffentlichung soll dem Leser vor allem praktische Hilfestellung geben. Wir beschlossen daher, unsere Seminarerfahrungen mit Führungskräften, Betriebsräten, Sozialberatern usw. zu nutzen und den Inhalt unserer Schulungen in eine Buchform zu bringen. Natürlich geht dabei viel von der Lebendigkeit eines mit vielen praktischen Übungen aufgebauten Seminars verloren. Wir hoffen aber, einiges von der Lernatmosphäre vermitteln zu können.

Im ersten Teil des Buches stellen wir einige Fakten zur Suchtproblematik dar und geben Hinweise auf Erkennungsmöglichkeiten von abhängigen und gefährdeten Mitarbeiterinnen und Mitarbeitern*.

Der zweite Teil befasst sich mit den Verstrickungen, in die man im Umgang mit Gefährdeten und Abhängigen geraten kann. Es wird aufgezeigt, dass das soziale Umfeld und der betroffene Mitarbeiter in einem sich wechselseitig beeinflussenden System handeln und dabei bestimmten Regeln folgen. Diese Regeln erschließen sich einem Außenstehenden nicht immer auf den ersten Blick.

Nach der Beschreibung systemischer Zusammenhänge richten wir unser Augenmerk auf Lösungen. Wir gehen davon aus, dass Führungskräfte, Personal-/Betriebsräte sowie alle anderen Beteiligten im sozialen Umfeld des betroffenen Mitarbeiters die Fähigkeit zum lösungsorientierten Handeln besitzen. In der Stresssituation des schwierigen Gesprächs mit gefährdeten oder abhängigen Mitarbeitern passiert es jedoch (noch) häufig, dass diese Ressource nicht entsprechend eingesetzt werden kann.

---

* *Im weiteren Text wird auf die durchgängige Benennung der weiblichen und männlichen Form verzichtet, da dies in der deutschen Sprache nicht möglich ist, ohne den Sprach- und Lesefluss zu stören. Die Ausführungen betreffen jedoch immer Frauen und Männer gleichermaßen, außer es wird explizit von Männern oder Frauen gesprochen.*

Schließlich entwickeln wir Lösungsideen für eine erfolgreiche Gesprächsführung unter Nutzung vorhandener Kompetenzen. Dabei ist es uns wichtig, bisherige Lösungsversuche wertzuschätzen und als wichtige Erfahrungen in den Entwicklungsprozess einzubringen.

Im Anschluss daran geben wir einen kurzen Überblick darüber, welche fachlichen Unterstützungsangebote es für gefährdete und abhängige Mitarbeiter gibt. Wir stellen dar, welche Art von Hilfe und Unterstützung innerhalb und welche außerhalb des Betriebes zu leisten ist. Eine eindeutige Festlegung der Aufgaben und der eigenen Rolle hilft dabei auch, sich gegenüber den gefährdeten und abhängigen Mitarbeitern klar zu verhalten.

Im letzten Teil sind Ideen und Anregungen zur Ausgestaltung und Einrichtung eines Suchtpräventionsprogrammes im Betrieb zusammengestellt.

Das Kapitel mit den wichtigsten rechtlichen Bestimmungen im Umgang mit dem Thema Alkohol, Alkoholmissbrauch und -abhängigkeit im Betrieb bildet den Abschluss.

Herbert Ziegler und Gabriele Brandl, Bonn 1999

1 Einführung

Suchtprobleme von Mitarbeiterinnen und Mitarbeitern, egal in welcher Position, beeinflussen das Betriebsklima, gefährden die Sicherheit, reduzieren die Produktivität und behindern Arbeitsabläufe. So kann der Missbrauch oder die Abhängigkeit von Alkohol, Medikamenten oder illegalen Drogen zu einem Störfaktor ersten Ranges werden, insbesondere dann, wenn das Problem in sensiblen Arbeitsbereichen auftritt.

Führungskräfte, Personalabteilungen, Personal- und Betriebsräte, Arbeitsmediziner, Sicherheitsfachkräfte, Suchtkrankenhelfer und Sozialberatungen sind gefordert, diese Auswirkungen durch die Auseinandersetzung mit den gefährdeten oder abhängigen Mitarbeitern zu beheben und im präventiven Bereich Bedingungen zu schaffen, die einer möglichen Suchtentwicklung bereits im Vorfeld entgegenwirken. Der Arbeitsplatz ist aus mehreren Gründen für präventive und helfende Maßnahmen geeignet:

- Suchtgefährdete oder suchtabhängige Mitarbeiter möchten ihren Arbeitsplatz erhalten, deshalb sind sie eher motiviert Hilfsangebote anzunehmen.
- Nach einer Behandlungsmaßnahme ist die Chance der Stabilisierung des Behandlungserfolges am Arbeitsplatz größer als ohne Arbeit.
- Häufig verfügt ein Betrieb bereits über kompetente Helfer und Helferinnen.
- Das Arbeitsklima verbessert sich durch die mit den Interventionen verbundene offene und klare Kommunikation.

Es ist nicht leicht, dieses Thema konsequent im Betrieb anzugehen. Bei nicht betroffenen Mitarbeitern stößt man häufig auf Widerstand, wenn man als präventive Maßnahme z. B. die Verfügbarkeit von alkoholischen Getränken einschränken will. Im Umgang mit Mitarbeitern, die bereits eine Alkoholproblematik haben, stellt sich oft ein Gefühl von Hilflosigkeit und Ohnmacht ein. Man möchte helfen, weiß aber nicht, wie man das Thema angehen soll. Man handelt aus Intuition und setzt den „gesunden Menschenverstand" ein, hat dann aber das Gefühl, in einer Sackgasse zu landen. Es entsteht der Eindruck, egal wie man sich verhält, es ist auf jeden Fall falsch – also macht man am besten gar nichts und wartet ab. Doch damit lösen sich die Probleme in der Regel nicht. Und „Wegschauen“ kostet auch Energie – auf Dauer gesehen meist mehr als das konstruktive Lösen von Problemen.

Dieser praktische Ratgeber soll dazu ermutigen, mit dem Tabuthema „Sucht und Suchtmittelmissbrauch“ am Arbeitsplatz offen umzugehen. Er soll Kenntnisse vermitteln, die ein besseres Verständnis der Suchtproblematik ermöglichen und zeigen, was Führungskräfte, Personalleitung, Personal-/Betriebsrat, arbeitsmedizinischer Dienst, Suchthelfer oder Sozialberatung tun können, um produktive Lösungen zu entwickeln. Die Auseinandersetzung mit diesem Thema ist auch eine Herausforderung, die eigenen Kompetenzen im Umgang mit schwierigen Themen im zwischenmenschlichen Bereich zu erweitern.

2 Zahlen, Daten, Fakten

2.1 Was ist normal, was ist süchtig?

Dies ist eine Frage, die in allen Seminaren zum Thema „Sucht am Arbeitsplatz“ immer wieder gestellt wird. Und es ist eine Frage, die nicht einfach mit klaren Zahlen oder Richtwerten über die Häufigkeit und Menge des Konsums beantwortet werden kann. Was in der einen Situation normal ist, kann an anderer Stelle schon Missbrauch sein.

Zwischen normalem, missbräuchlichem oder süchtigem Konsum liegen viele Möglichkeiten von Verhaltensweisen bezogen auf die verschiedenen Stoffe, z. B. Alkohol, Medikamente, Nikotin. Je nachdem, wie jemand mit einem solchen Mittel umgeht, hat dies Auswirkungen auf ihn persönlich, auf seine Gesundheit, sein Verhalten sowie auf sein privates und berufliches Umfeld.

Für Führungskräfte, Personalabteilungen, Personal-/Betriebsräte und andere Funktionsträger im Betrieb sind die Fragen – „Was ist normal? Was ist süchtig?“ – weniger wichtig. Hier geht es vielmehr um die Fragen: „Welche Auswirkungen hat der Konsum von Suchtmitteln auf den Arbeitsplatz, die Erbringung arbeitsvertraglicher Pflichten, das Arbeitsklima, die Gesundheit des Arbeitnehmers?“ und „Wie geht man mit diesen Auswirkungen zum Wohle des Mitarbeiters und des Betriebes um?“

Um die Hintergründe und die Entwicklung einer Suchterkrankung jedoch besser verstehen zu können, ist ein Blick auf das Ausmaß der Problematik hilfreich.

2.2 Zahlen zum Ausmaß der Suchtproblematik

Die Deutsche Hauptstelle gegen die Suchtgefahren (DHS) geht in ihrem Jahrbuch „Sucht 1999“ von 1,7 Millionen Menschen (im Alter von 18 bis 69 Jahren) aus, die vom Alkohol abhängig sind. 2,7 Millionen Menschen betreiben missbräuchlichen Konsum und 4,9 Millionen Menschen zeigen ein riskantes Konsumverhalten. Wie sich diese verschiedenen Formen voneinander abgrenzen lassen, wird später noch genauer aufgezeigt. Etwa 65 % der Alkoholabhängigen sind Männer, 35 % sind Frauen.

Bei etwa 1,5 Millionen Medikamentenabhängigen sind hingegen die Frauen stärker betroffen. Man geht davon aus, dass zwei Drittel der Abhängigen Frauen sind.

1999 wurden 1,58 Milliarden Packungen Arzneimittel in Deutschland abgegeben. Ungefähr 6–8 % der häufig verordneten Arzneimittel besitzen ein eigenes Suchtpotential, wie z. B. Schlafmittel, Tranquilizer vom Benzodiazepin- und Barbitursäure-Typ, zentral wirkende Schmerzmittel, Codein-haltige Medikamente und Psychostimulantien.

Untersuchungen haben ergeben, dass Frauen bei Missbefindlichkeiten häufiger und leichter stimmungsverändernde Mittel (Psychopharmaka) verordnet bekommen als Männer. Medikamente sind sozial verträglichere und flexibel einsetzbare Mittel. Frauen fallen insofern weniger auf. Sie greifen in der Regel zu Medikamenten, um ihre Funktionsfähigkeit für andere, die Familie, Kinder, den Partner, in bereits überlasteten Lebenssituationen zu erhalten. Zudem ist die gesellschaftliche Bewertung einer trinkenden Frau immer noch eine andere – negativer – als die eines trinkenden Mannes.

Nicht selten findet sich bei Frauen im betrieblichen Alltag eine Kombination aus Alkohol- und Medikamentenmissbrauch. Medikamentenabhängigkeit ist eine „stille“ Sucht und fällt im betrieblichen Kontext oft sehr spät auf, es sei denn, es handelt sich um Kontextbedingungen, in denen Medikamente eine zentrale Rolle spielen und leicht verfügbar sind, z. B. im Krankenhaus. Hier fällt eine Medikamentenabhängigkeit häufiger im Zusammenhang mit der Entwendung von Medikamenten auf und ist nicht selten als Diebstahl von Betriebseigentum mit einer Kündigung verbunden.

Die Zahl der Drogenabhängigen wird auf 100 000 bis 150 000 geschätzt. Betrachtet man die Zahl der Konsumenten illegaler harter Drogen, betrifft dies 250 000 bis 300 000 Personen.

Neben diesen so genannten stoffgebundenen Suchtformen sind noch die Spielsucht (15 000–20 000 belastete Automatenspieler) und vor allem die Essstörungen zu erwähnen. Unter Essstörungen leiden vor allem Frauen. Die Auswirkungen am Arbeitsplatz werden jedoch selten unter dem Aspekt der Sucht betrachtet. Sie werden eher als psychische oder psychosomatische Auffälligkeiten registriert.

Über die verschiedenen Suchtmittel gibt es eine breite Palette weiterführender Literatur. Es würde den Rahmen dieses Buches sprengen, gleichermaßen auf alle Suchtmittel und Suchtformen einzugehen. Im Anhang finden Sie jedoch noch nähere Hinweise zu den einzelnen Suchtmitteln und ihre körperlichen und seelischen Folgen.

Das Buch wird sich hauptsächlich dem Thema Alkohol widmen. Für den betrieblichen Bereich ist zudem die Suchtform nicht das entscheidende Merkmal, sondern die Auswirkungen des Suchtverhaltens auf die Arbeitssicherheit, das Arbeitsergebnis, das Betriebsklima, die Erbringung der arbeitsvertraglichen Verpflichtungen des Arbeitnehmers und die Unternehmenskultur. Wichtig ist es, dass das Umfeld eine Sensibilität für Veränderungen bei Mitarbeiterinnen und Mitarbeitern entwickelt und den Mut findet, auch unangenehme Dinge anzusprechen.

2.3 Vom Gebrauch über den Missbrauch zur Abhängigkeit

Eine Abhängigkeit entwickelt sich nicht von heute auf morgen. Bei Männern geht man von einem Entwicklungszeitraum von zehn bis 15 Jahren und bei Frauen von fünf bis sieben Jahren aus. Das Suchtmittel, z. B. der Alkohol, bekommt für den Menschen im Laufe eines bestimmten Zeitraums eine immer stärkere oder wichtigere Bedeutung.

„Räderwerk" Alkohol

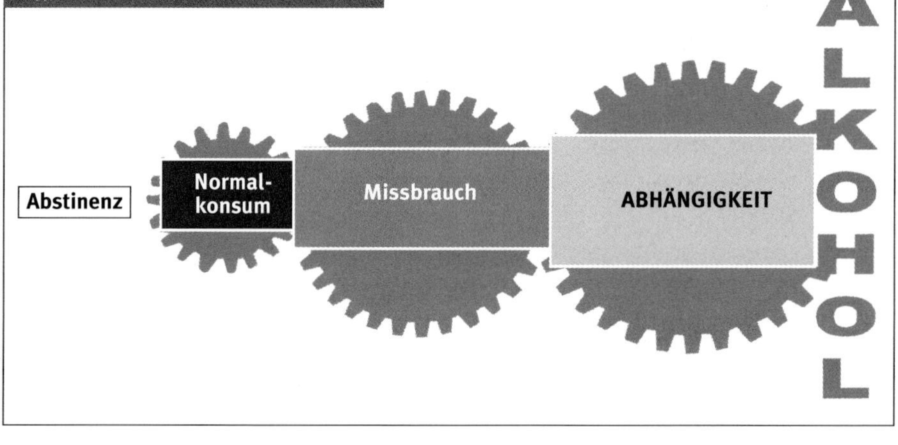

Die Übergänge vom „Normalkonsum“ bzw. vom Gebrauch zum Missbrauch und dann zur Abhängigkeit sind fließend, d. h. sie sind nicht eindeutig festzulegen. Die folgenden Definitionen sind jedoch eine Orientierungshilfe.

Ebenso handelt es sich bei den Übergängen nicht um lineare Vorgänge, sondern vielmehr um spiralförmige Prozesse. Anhand der Definitionen wird man vielleicht feststellen, dass viele Menschen schon einmal in dem „Räderwerk“ des Missbrauchs waren, aber wieder in den Bereich des Normalkonsums zurückgekehrt sind. Je nachdem wie lange und wie schnell man sich in den einzelnen Rädchen dreht, desto schwieriger wird es, wieder in ein vorhergehendes Rädchen zurückzukehren.

Beispiel:
Ein Mitarbeiter fühlte sich neuen Aufgaben nie ganz gewachsen, hatte wenig Vertrauen in seine Fähigkeiten. Nachts und auch tagsüber verfolgten ihn Gedanken über unerledigte Aufträge und die ständige Angst vor dem Versagen. Nach außen hin galt er in der Firma sowie Zuhause als zuverlässig und belastbar. Im Freundeskreis und im Kegelklub war er beliebt wegen seines Humors und seiner Spendierfreudigkeit. Mit ihm konnte man immer gut einen trinken. Er war bekannt dafür, dass er viel vertrug, ohne jemals betrunken oder ausfallend gewesen zu sein.

Seine Ängste und Befürchtungen vertraute er niemandem an. Die Kluft zwischen den Anforderungen seiner Umwelt und der eigenen Einschätzung seiner Fähigkeiten wurde immer größer. Eine Brücke baute der Alkohol, er löste (zumindest kurzfristig) die Spannungen und Konflikte. In Verbindung mit Alkohol fühlte der Mitarbeiter sich stärker, er konnte seine Ängste vergessen und sich entspannen. Mit der Zeit sagte zwar seine Frau, dass er doch vielleicht etwas zu viel trinken würde. Doch wer viel arbeitet kann sich ja wohl auch mal etwas gutes gönnen.

Kann man hier noch von normalem Konsum eines Genussmittels sprechen? Sicher hat der Alkohol schon eine bestimmte Funktion und Bedeutung im Leben dieses Mitarbeiters erhalten. Er ist zu einem wichtigen Lebensbegleiter geworden. In diesem Fall liegt bereits Missbrauch vor.

Das entscheidende Kriterium für Missbrauch ist der Konsum zur Problembewältigung oder -verdrängung. Benutzt man ein Mittel wie z. B. Alkohol oder Medikamente über einen längeren Zeitraum hinweg zur „Lebensbe-

Missbrauchsverhalten liegt vor bei:

1. Konsum zu unpassender Gelegenheit
(Autofahren, Arbeit, Sport, Schwangerschaft etc.)
2. Konsum bis zum Rausch
3. Konsum als „Seelentröster“ zur Problembewältigung/-verdrängung und zur Veränderung einer psychischen Befindlichkeit
4. Langfristig übermäßigem Konsum (z. B. bei Männern mehr als 40 g und bei Frauen mehr als 20 g reiner Alkohol pro Tag)

wältigung“ oder um das Leben erträglicher zu gestalten, ohne an den tatsächlichen Umständen oder Problemen etwas zu verändern, bleibt diese Lebensbewältigung eine Scheinlösung. Gleichzeitig nimmt diese Form der Konfliktbewältigung die Chance, andere und vor allem langfristig gesündere Formen der Problembewältigung zu entwickeln.

In dem Beispiel bewältigt der Mitarbeiter seine Angst und Versagensgefühle mit Alkohol. Der Blick für die Realität wird verstellt und getrübt. Eine differenzierte Betrachtung der Realität ist nicht mehr möglich. Setzt er sein Leben so fort, ohne sich eine andere Hilfestellung zum Umgang mit seinen Ängs-

Suchtspirale

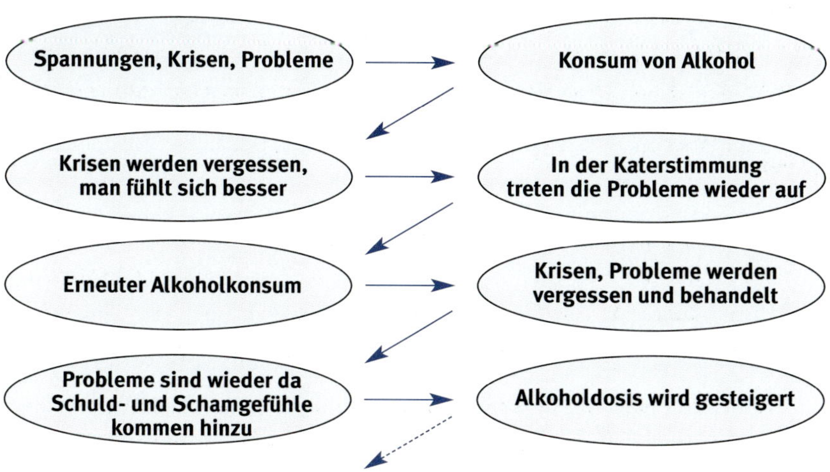

ten und Gefühlen der Unzulänglichkeit zu holen, gerät er in die „Suchtspirale". Weitere Anforderungen und Probleme im Beruf oder im Privatleben werden „gelöst" durch weiteren Alkoholkonsum. Ursache und Wirkung der Problemspirale vermischen sich: Die „Problemlösung" Alkohol wird für den Betroffenen selbst zum Problem.

Alkohol hat neben seinen psychischen Auswirkungen auch manifeste körperliche Folgewirkungen. Jährlich sterben ungefähr 40.000 Menschen an den Folgen von Alkoholmissbrauch. Die medizinisch gefährliche Alkoholmenge liegt bei Männern bei etwa 30 – 40 g und bei Frauen bei etwa 20 g reinem Alkohol täglich.

In jedem der folgenden Gläser befinden sich etwa 10 g reiner Alkohol:

Bier (0,25 l)

Wein (1/8 l)

Sekt (0,1 l)

Schnaps (2–4 cl)

Die Gefährdungsgrenze wird beim Mann bei vier Trinkeinheiten und bei der Frau bei zwei Trinkeinheiten erreicht. In den letzten Jahren wurden diese gesundheitlich relevanten Grenzwerte immer weiter abgesenkt. Vor nicht allzu langer Zeit gingen Mediziner bei dem Gefahrengrenzwert noch von täglich 60 g reinem Alkohol bei Männern und 40 g reinem Alkohol täglich bei Frauen aus.

Im Betrieb macht sich diese Form des „riskanten Konsums" vor allem in Form von Folgeerkrankungen verbunden mit Fehlzeiten im höheren Lebensalter bemerkbar. Die Tabelle auf Seite 17 zeigt die häufigsten Folgeerkrankungen bei übermäßigem und lang andauerndem Alkoholkonsum.

Auf die Tatsache, dass häufiger Alkoholkonsum schädliche Auswirkungen auf die Gesundheit hat, wird schon seit vielen Jahren hingewiesen. Die Warnungen werden aber von den Konsumenten genauso wenig beachtet, wie die Hinweise auf der Zigarettenschachtel „Rauchen gefährdet Ihre Gesundheit". Der Aufklärung und der Information über Gefahren stehen viele andere Ein-

Folgen des Alkoholmissbrauchs (Beispiele)

Die chronische Vergiftung durch Alkohol führt früher oder später zu schweren Folgeerkrankungen.

Internistische Folgen

- Herzkreislaufstörungen
- Magen-Darm-Beschwerden
- Gastritis
- Ulkus-Krankheit
- Pankreatitis
- Fettleber
- Leberzirrhose
- Oesophagus-Varizenblutung

Neurologische Folgen

- Kleinhirnschaden
- Krampfanfälle
- Alkoholpolyneuropathie

Soziale Folgen

- Familiäre Schwierigkeiten / Partnerprobleme
- Berufliche Schwierigkeiten / Arbeitsplatzverlust
- Überschuldung
- Sozialer Abstieg

Psychiatrische Folgen

- Alkoholbedingte psychische Leistungsstörungen und Wesensveränderungen
- Depression
- Suizidalität
- Delirium tremens
- Korsakow-Syndrom

Sonstiges

- Alkoholbedingte Unfälle und Verletzungen
- Alkoholembryopathie

flussgrößen gegenüber. Wir leben nach wie vor in einer Welt, in der das Trinken von Alkohol an vielen Plätzen und zu vielen Gelegenheiten fast ein „gesellschaftliches Muss“ ist, z. B. in geselliger Runde, beim feuchtfröhlichen Betriebsausflug, zum Begießen eines besonderen Ereignisses, beim Geschäftsessen zum Auflockern. Nicht umsonst wird der Alkohol auch als „soziales Schmiermittel“ bezeichnet. Man kann sich diesem „Muss“ zwar entziehen, aber das ist nicht immer einfach – vor allem wenn man nicht gelernt hat, nein zu sagen oder sich abzugrenzen. Und diese Fähigkeiten fehlen oft genau den Menschen, die später eine Suchtproblematik entwickeln. Ebenso spielt das Gefühl der Zugehörigkeit eine große Rolle. Wer ist schon gerne Außenseiter und lässt sich als „Spielverderber“ bezeichnen?

Erst zu einem sehr späten Zeitpunkt wird der „Trinker“ dann zu einem Tabu: wenn er unangenehm auffällt, ausfallend wird oder nicht mehr funktioniert und die vom jeweiligen Umfeld aufgestellten Trinkregeln nicht mehr einhalten kann. Jeder Alkoholmissbrauch ist nicht isoliert zu betrachten, sondern bekommt seine Bedeutung immer in dem Umfeld, in dem er stattfindet. Wird in einer Abteilung dem Alkohol gerne zugesprochen, wird ein Alkoholproblem wahrscheinlich erst sehr spät erkannt und benannt. Doch auch dann meist nicht offen, sondern nur indirekt und versteckt. So wie der Abhängige sein Trinken verheimlicht, so verheimlicht das Umfeld gegenüber dem Trinkenden, was es wahrnimmt. Die Abhängigkeit des Kollegen wird zu einem Tabu, einem „Geheimnis“ der Arbeitsgruppe, das nicht nach außen dringen darf, das von allen geschützt werden muss. Hier beginnen die Verstrickungen, die später bei der Problemlösung so große Schwierigkeiten bereiten.

Nur der Betroffene selbst kann für sich beantworten, ab wann, wie, aus welchen Gründen und mit welchen Auswirkungen Alkohol oder auch andere berauschende Mittel zur Befindlichkeitssteuerung eingesetzt wurden. Ein Kennzeichen des fortschreitenden Missbrauchs ist jedoch auch, dass Realitäten, schmerzhafte oder angstbesetzte Wirklichkeiten immer stärker geleugnet werden, zuerst vor sich selbst und dann auch vor dem Umfeld. Die Tatsache, dass man zu viel trinkt, wird verdrängt. Umso wichtiger ist es in dieser Phase, dass das soziale Umfeld, die Familie, Freunde, Arbeitskollegen, Vorgesetzte, dem Betroffenen offen und direkt Rückmeldungen darüber geben, wie sie sein Verhalten im Umgang mit Alkohol wahrnehmen. Je weiter der Übergang vom Missbrauch zur Abhängigkeit fortgeschrittenen ist, desto größer ist die Verleugnung, die Verheimlichung und die Angst vor der Realität.

Zur medizinischen Diagnosestellung einer Abhängigkeitserkrankung wird im medizinischen Bereich der ICD-Schlüssel herangezogen (ICD = International Classification of Diseases).

Die in der Tabelle (Seite 19) aufgeführten Kriterien können für den betrieblichen Bereich Anhaltspunkte sein, um das eigene Wahrnehmungsvermögen zu schärfen. Darüber hinaus vermitteln sie einen Einblick in die Abhängigkeitserkrankung.

DIAGNOSE ABHÄNGIGKEIT: ICD 10-SCHLÜSSEL

1. Starker Wunsch oder Zwang zum Konsum
2. Verminderte Kontrollfähigkeit bezüglich:
   - Beginn
   - Beendigung
   - Menge

   des Substanzkonsums
3. Konsum zur Milderung von körperlichen und psychischen Entzugserscheinungen
4. Toleranzentwicklung
5. Eingeengtes Verhaltensmuster im Umgang mit der Substanz
6. Fortschreitende Vernachlässigung anderer Interessen zu Gunsten des Substanzkonsums
7. Anhaltender Substanzkonsum trotz des Nachweises eindeutiger schädlicher Folgen (z. B. Leistungsabfall, Arbeitsplatzverlust, Depressionen, körperliche Folgeerkrankungen)

DIAGNOSE ABHÄNGIGKEIT =
VORLIEGEN VON MINDESTENS DREI DER GENANNTEN KRITERIEN

Starker Wunsch oder Zwang zum Konsum

Gefährdete und Abhängige beschreiben häufig einen inneren „Suchtdruck" – (Craving) –, ein ständiges gedankliches Umkreisen des Suchtmittels, dem sie sich immer weniger entziehen können. Dabei wird die hohe innere Ambivalenz des Abhängigen deutlich, einerseits aufhören zu wollen, andererseits etwas trinken, einnehmen, spritzen oder rauchen zu müssen. Nahezu jeder Abhängige weiß in nüchternen Momenten, dass er sich durch sein Verhalten schädigt, dass er nicht mehr „normal" mit dem Stoff umgeht. In seinem Inneren findet jedoch ein Kampf statt. Während der eine Teil (die Vernunft, das Wissen um die Schädlichkeit) sagt, dass jetzt Schluss sein muss, wirbt der andere Teil (das Gefühl der Wärme, Geborgenheit, Entlastung) wie ein Untergrundkämpfer darum, sich zuerst einen Drink zu gönnen, den man sich verdient hat – dann kann man ja immer noch aufhören (Belohnungsdruck).

Wer stark geraucht hat oder noch raucht, wird diesen inneren Kampf gut nachvollziehen können. Doch auch in vielen anderen Lebenssituationen gibt es „innere Stimmen“, die einen immer wieder einladen, bestimmte Dinge zu tun oder zu unterlassen. Je bewusster man mit diesen unterschiedlichen inneren „Stimmen“ umgehen kann, desto bewusster kann man sein Verhalten steuern.

In einem Gespräch über die alkoholbedingten Schwierigkeiten eines Mitarbeiters kann der Vorgesetzte z. B. mit aller Deutlichkeit auf die negativen Folgen und unangenehmen Konsequenzen des ständigen Alkoholmissbrauchs hinweisen. Der gefährdete Mitarbeiter antwortet unter dem Druck des Gesprächs mit dem ehrlichen Versprechen, aufzuhören und nie wieder aufzufallen. In dieser Situation lässt er den „Vernunftteil“ sprechen. Wenige Stunden oder auch nur Minuten später meldet sich jedoch der „Suchtteil“ (der innere Guerilla-Kämpfer) zu Wort: „Mit diesem Versprechen hast Du uns ja in ziemliche Schwierigkeiten gebracht. Wir sollten uns jetzt erst einmal bei einem Glas Cognac (Bier, Wein, Schnaps etc.) ganz in Ruhe Gedanken darüber machen, wie wir den Vorgesetzten beschwichtigen und trotzdem weiter trinken können. So schlimm wie der Vorgesetzte das darstellt, ist es ja nun wirklich nicht!“

Verminderte Kontrollmöglichkeit

Ein deutlicher Hinweis auf eine Gefährdung oder Abhängigkeit ist dann gegeben, wenn z. B. bestehende Alkoholverbote häufiger verletzt werden, weil der Mitarbeiter den Beginn des Konsums nicht auf die Zeit nach der Arbeit verschieben kann. Auch wenn Mitarbeiter bei betrieblichen Feiern kein Ende finden können oder die Trinkmenge das übliche Maß überschreitet, sind dies Anhaltspunkte für eine beginnende Alkoholproblematik.

Konsum zur Milderung von Entzugserscheinungen

Ernst zu nehmende Hinweise für das soziale Umfeld, nun wirklich zu handeln liegen vor, wenn schon körperliche Entzugserscheinungen (Schwitzen, Händezittern, Kreislaufprobleme) oder psychische Entzugsmerkmale (Ängste, Unsicherheit, Depressionen) am Arbeitsplatz beobachtet werden können.

Toleranzentwicklung

Toleranzentwicklung bedeutet, dass der Betroffene mehr von dem Stoff braucht, um die Wirkung (Entspannung, Stressabbau, Vergessen) zu spüren. Geübte Konsumenten haben meist eine hohe „Verträglichkeitsgrenze" und zeigen erst bei hohen Blutalkoholwerten von über 2 Promille Ausfallerscheinungen, die bei Normalkonsumenten bereits schon bei 0,5 oder 1 Promille auftreten. So genannte „Spiegeltrinker" haben häufig über einen langen Zeitraum im Betrieb einen Blutalkoholspiegel von 1 – 2,5 Promille und wirken dabei völlig „normal".

Eingeengtes Verhaltensmuster im Umgang mit der Substanz/ Vernachlässigung anderer Interessen

Alkohol, Medikamente oder auch illegale Drogen nehmen eine immer zentralere Rolle im Leben des Betroffenen ein. Er organisiert sein Leben um die Substanz herum. Sein Freundeskreis, sein Bekanntenkreis und seine Hobbys werden der Beschaffung, der Lagerhaltung und dem Konsum untergeordnet. Dies alles erfordert viel Zeit und Kraft, denn der Abhängige darf dabei nicht auffallen. Hier entwickeln die Betroffenen ein großes kreatives Potential, das allerdings nicht in die Problemlösung, den Beruf oder die Familie investiert wird, sondern in die Aufrechterhaltung der Abhängigkeit.

Anhaltender Konsum trotz des Nachweises schädlicher Folgen

Der Betroffene nimmt die Folgen in Kauf, wie erhöhte Fehlzeiten, Leistungsabfall, zunehmende Schwierigkeiten im sozialen Umfeld, am Arbeitsplatz und vielleicht sogar den Verlust des Arbeitsplatzes.

Es wird deutlich, dass in diesem Stadium gutes Zureden und Ermahnungen allein wenig bewirken. Der „Vernunftteil" des Abhängigen hat dem „Suchtteil" genau diese Folgen schon hundertmal vorgehalten. Der „Suchtteil" hat sich dann geschämt und noch minderwertiger gefühlt, dieses Gefühle jedoch nicht ertragen und wieder trinken müssen. Die Spirale dreht sich weiter. Gerade diesen Aspekt gilt es, in der Gesprächsführung mit einem abhängigen Mitarbeiter zu beachten.

Der Betroffene befindet sich in einem Dilemma und befürchtet die Auswirkungen des „Nichttrinkens" mehr als die Konsequenzen des Trinkens. Er

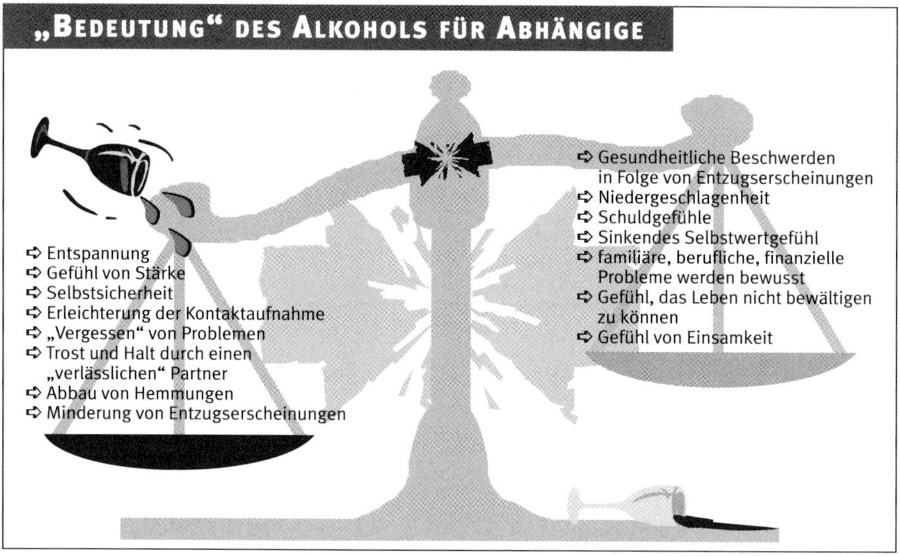

sieht zunächst nur die kurzfristigen positiven Folgen des Konsums, die langfristig schädlichen Auswirkungen auf die Gesundheit, die Familie, den Arbeitsplatz usw. werden verdrängt.

Im Umgang mit gefährdeten und abhängigen Mitarbeitern gilt es deshalb, ihnen einerseits die negativen Konsequenzen des Trinkens deutlich zu machen, ihnen aber gleichzeitig Hilfe und Unterstützung bei der Bewältigung der befürchteten Auswirkungen des „Nichttrinkens“ anzubieten.

Für den betrieblichen Bereich ist jedoch wichtig: Führungskräfte und Personalverantwortliche sollen keine Alkoholabhängigkeit diagnostizieren, sondern Auffälligkeiten im Bereich Leistung, Verhalten, Arbeitssicherheit, Fehlzeiten beobachten und den Mitarbeiter mit diesen Auffälligkeiten konfrontieren. In Bezug auf die Suchtproblematik reicht der Verdacht aus.

2.4 Repräsentative Erhebungen zum Ausmaß der Alkoholproblematik

Neben dem ICD 10 wurden in den letzten Jahren weitere Verfahren zur Diagnostik von Abhängigkeitserkrankungen entwickelt, z. B. der AUDIT und der DSM-IV. Diese Diagnoseverfahren erfassen neben Alkoholabhängigen vor allem auch Personen mit riskantem oder schädlichem Alkoholkonsum. Die folgende Übersicht nennt Merkmale, die auf riskanten, schädlichen sowie abhängigen Konsum von Alkohol oder anderen Substanzen schließen lassen.

Merkmale für riskanten, schädlichen sowie abhängigen Alkoholkonsum

AUDIT (Alcohol Use Disorders Identification)	**DSM-IV Missbrauch (Diagnostic Statistic Manual IV)**	**DSM-IV Abhängigkeit**
(1) Häufigkeit des Konsums (2) Menge pro Trinktag (3) Häufigkeit 6 oder mehr Gläser pro Trinktag (4) Kontrollminderung (5) Soziale Erwartungen können nicht erfüllt werden (6) Morgendliches Entzugstrinken (7) Schlechtes Gewissen oder Schuldgefühle (8) Erinnerungslücken (9) Verletzung von sich selbst oder anderen (10) Verwandter, Freund oder Arzt äußern Bedenken wegen Trinkverhalten	(1) Erhebliche Probleme in Haushalt, Familie oder Schule wegen Substanzgebrauch (2) Substanzgebrauch in gefährlichen Situationen (3) Probleme mit dem Gesetz wegen Substanzgebrauch (4) Soziale und zwischenmenschliche Probleme wegen Substanzgebrauch	(1) Toleranzentwicklung (2) Entzugssymptome oder Substanzgebrauch zur Abschwächung oder Vermeidung der Symptome (3) Substanzgebrauch länger oder in größeren Mengen als beabsichtigt (4) Anhaltender Wunsch/erfolglose Versuche, Substanzgebrauch zu kontrollieren (5) Hoher Zeitaufwand für Beschaffung, Gebrauch und Erholung (6) Aufgabe/Einschränkung von sozialen, beruflichen und Freizeitaktivitäten (7) Fortgesetzter Substanzgebrauch trotz eindeutig schädlicher Folgen
Pro Frage werden je nach Häufigkeit 0–4 Punkte vergeben, bei 8 Punkten bezogen auf die letzten zwölf Monate ergibt sich ein riskanter und schädlicher Alkoholkonsum	Missbrauch liegt vor, wenn eines der vier Kriterien erfüllt ist.	Abhängigkeit liegt vor, wenn mindestens drei der genannten Kriterien erfüllt sind.

In repräsentativen Umfragen hat man 18–59-Jährige bezogen auf diese Klassifikationen befragt und ist zu folgendem Ergebnis gekommen: Fast 12 % der Befragten trinken mehr als 20 g (Frauen) oder 40 g (Männer) reinen Alkohol pro Tag. Das entspricht ungefähr jeweils zwei oder vier Gläsern Bier (0,25 l pro Glas) oder einem oder zwei Gläsern Wein (1/4 l pro Glas).

Nach dem AUDIT betreiben 21,7 % der Befragten riskanten und schädlichen Konsum. 5 % der Befragten (2,4 Millionen) betreiben nach den Kriterien des DSM-IV Missbrauch und 3 % der Befragten (1,5 Millionen) haben eine Abhängigkeitserkrankung.

KONSUMVERHALTEN (REPRÄSENTATIVERHEBUNGEN)

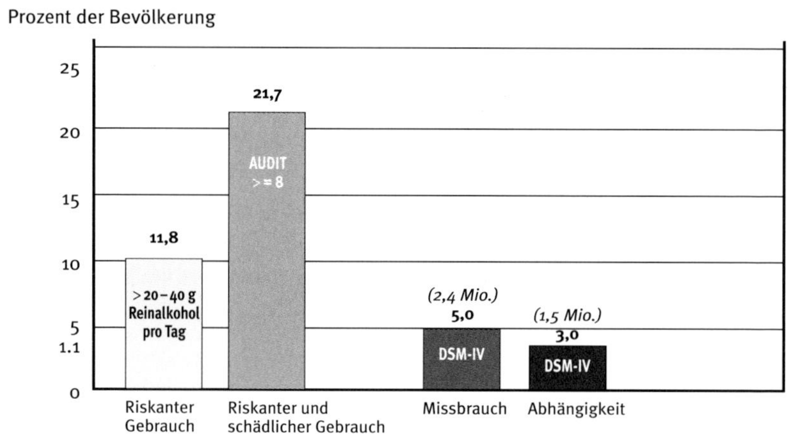

Detaillierte Angaben zum Konsumverhalten sind in der Zeitschrift „Sucht“ (Kraus, Bauernfeind) sowie dem Jahrbuch „Sucht“ zu finden (siehe Literatur).

Auch bei den Jüngeren, vor allem den Jugendlichen, ist nicht davon auszugehen, dass die Konsummenge gesunken ist. Eine Befragung von Jugendlichen und jungen Erwachsenen von 14 – 24 Jahren ergab, dass 15,1 % der männlichen und 4,5 % der weiblichen Jugendlichen Alkoholmissbrauch betreiben und bereits 2,5 % der Jugendlichen vom Alkohol abhängig sind.

Die Auszubildenden sind also eine wichtige Zielgruppe betrieblicher Suchtprävention.

2.5 Relevanz der Daten für den Betrieb

In der zitierten Repräsentativerhebung in Deutschland wurden 18 – 59-jährige Personen befragt, also die Altersgruppe, die in Betrieben beschäftigt ist. Insofern lassen sich diese Zahlen gut auf den Arbeitsplatz übertragen.

Für ein Unternehmen mit 1000 Beschäftigten bedeutet dies: 118 Personen betreiben riskanten Konsum, da sie mehr als 20 g (Frauen) und mehr als 40 g (Männer) reinen Alkohol täglich konsumieren.

Nach den Ergebnissen des AUDIT sind in dem Beispiel-Unternehmen 217 Personen beschäftigt, die riskanten Alkoholkonsum betreiben und mit schädlichen Folgen rechnen müssen.

Überträgt man die Werte des DSM-IV von 5 % Missbrauchsverhalten und 3 % Abhängigkeit auf den Betrieb, so heißt das: bei 30 Mitarbeitern besteht eine Abhängigkeitserkrankung und 50 Mitarbeiter betreiben Missbrauch.

Sind in diesem Betrieb überwiegend Männer beschäftigt, ergeben sich auf Grund der geschlechtlichen Verteilung bei der Alkoholproblematik (65 % der Betroffenen sind Männer, 35 % sind Frauen) höhere Zahlen. Sind mehr Frauen in dem Betrieb beschäftigt, ist von einer höheren Rate bei der Medikamentenabhängigkeit auszugehen.

Einige mögliche Folgen dieses Konsumverhaltens, die in der Befragung genannt wurden, sind:

- Verletzungen unter Alkoholeinfluss (5,5 %) = 55 Beschäftigte
- Alkoholbedingter Führerscheinentzug (3,1 %) = 31 Beschäftigte
- Familienstreit wegen Alkohol (4,2 %) = 42 Beschäftigte
- Alkoholbedingte Unfälle (2 %) = 20 Beschäftigte

(bezogen auf 1.000 Mitarbeiter)

Hinzu kommen Fehlzeiten durch Alkoholräusche und alkoholbedingte Folgeerkrankungen sowie längere Rekonvaleszenzzeiten nach Erkrankungen. Fehlzeiten sind der Kostenfaktor Nummer eins für Betriebe in Zusammenhang mit Suchtproblemen am Arbeitsplatz.

2.6 Suchtprävention rechnet sich

In einer retrospektiven Untersuchung wurden die Mitarbeiter eines Großbetriebes (über 10.000 Beschäftigte) in Bezug auf ihre Arbeitsunfähigkeitszeiten vor und nach einer Entwöhnungstherapie betrachtet. Die abhängigen

Mitarbeiter wiesen mit durchschnittlich 61 Fehltagen pro Jahr eine zweieinhalb mal so hohe Quote wie die Gesamtbelegschaft mit 23 Fehltagen pro Jahr auf. Die Differenz ergab sich vor allem durch häufigere und längere Fehlzeiten pro Arbeitsunfähigkeit. Nach Therapieende verringerten sich die Fehltage auf 16,5 pro Jahr (Rückfälle sind in diesen Fehltagen mit enthalten). Bei den Kurzfehltagen (bis drei Tage) lagen die alkoholabhängigen Mitarbeiter vor der Behandlung 1,5 mal über dem Gesamtdurchschnitt, nach Therapieende nur noch 1,2 mal.

Neben den humanitären Aspekten und dem Fürsorgegedanken sollten bei der Suchtprävention betriebswirtschaftliche Aspekte nicht unterschätzt werden. Fehlzeiten sind hier nur ein Gesichtspunkt. Andere Fakten sind zwar bisher noch nicht in repräsentativen Studien quantifiziert worden. Viele Erfahrungswerte belegen aber, dass im Zusammenhang mit Suchtproblemen am Arbeitsplatz Leistungs- und Qualitätsminderungen, Verschlechterungen des Betriebsklimas und vermehrte Arbeitsunfälle weitere betriebswirtschaftliche Größen darstellen.

Bei den alkoholbedingten Arbeitsunfällen liegen die Schätzzahlen zwischen 5 % und 30 %. Es gibt jedoch keine empirische Grundlage für diese Zahlen. Arbeits- oder Wegeunfälle, bei denen nachgewiesen werden kann, dass der Alkohol allein die wesentliche Ursache des Unfalls war, gelten nicht als Arbeitsunfälle im Sinne der gesetzlichen Unfallversicherung. Insofern werden sie auch nicht statistisch erfasst. Die Dunkelziffer der Arbeitsunfälle, bei denen die Unfälle direkt oder indirekt auf Alkoholmissbrauch zurückzuführen sind, gilt als hoch.

2.7 Prävention und Hilfe am Arbeitsplatz: notwendiger denn je

Globalisierung und Kostendruck haben in den letzten Jahren zu Personalabbau, Rationalisierung und Arbeitsverdichtung geführt. Häufig hört man das Argument, viele alkoholbedingte Problemfälle hätten sich durch Personalfreisetzung gelöst. Wie dringend Prävention und Hilfen am Arbeitsplatz aber sind, zeigen andere Entwicklungen. Durch die Arbeitsverdichtung ist der Druck auf den Einzelnen größer geworden und das Arbeitsumfeld reagiert deshalb sehr sensibel auf alkohol- oder suchtbedingte Ausfälle. Die meisten sind bereits an ihre Leistungsgrenze gekommen und sehen, dass durch Kurzfehlzeiten oder längere Abwesenheit sowie durch verminderte Leistung unter Alkoholeinfluss die Anforderungen an den Einzelnen noch weiter steigen. Dieser Druck wird dann häufig an den Vorgesetzten weitergegeben mit der Erwartung, nun doch endlich zu handeln.

Darüber hinaus scheint es eine relative Zunahme von Alkoholgefährdeten und Alkoholabhängigen am Arbeitsplatz zu geben und zwar aus folgenden Gründen: Noch 1980 gab es eine Altersstruktur der Mitarbeiter, die bei 18 Jahren begann und bei 60–65 Jahren endete. Heute sind auf Grund der Personalanpassungsmaßnahmen die über 58-Jährigen sowie häufig die unter 25-Jährigen entlassen worden, so daß die meisten Mitarbeiter nun zwischen 30 und 50 Jahre alt sind. Personen mit einer Alkoholabhängigkeit befinden sich meistens in dieser Altersgruppe.

Alkoholabhängigkeit und Lebensalter

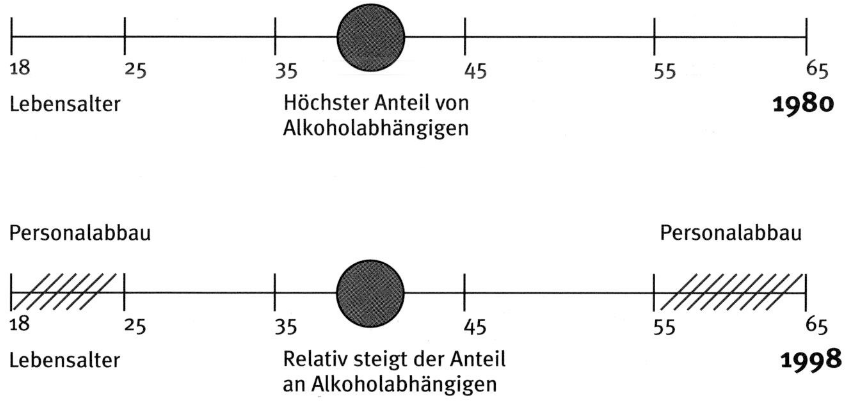

Das bedeutet, dass die am stärksten von der Problematik betroffene Altersgruppe weiterhin im Betrieb beschäftigt ist und es zu einer relativen Zunahme der Problemfälle kommen kann.

3 Alkohol und Arbeitssicherheit

WIRKUNG VON ALKOHOL

- Bereits 0,2 ‰ beinflussen die Leistungsfähigkeit, lassen die Risikobereitschaft ansteigen, verschlechtern die Wahrnehmung.
- Ab 0,5 ‰ lässt die Konzentration nach, wird die Reaktionszeit verlängert, nimmt die Selbstüberschätzung zu.
- Ab 1 ‰ ist die Leistungsfähigkeit erheblich beeinträchtigt, wird das Blickfeld verengt (Tunnelblick), treten Gleichgewichtsstörungen auf.

Alkoholgewöhnte Konsumenten und Alkoholabhängige haben eine höhere Verträglichkeit gegenüber Alkohol entwickelt. Die beobachtbaren Ausfallerscheinungen treten deshalb häufig erst bei einem wesentlich höheren Blutalkoholspiegel auf. Das Unfallrisiko ist dennoch erhöht.

Grundfähigkeiten, die im täglichen Arbeitsprozess gefordert sind, werden durch Alkohol beeinträchtigt (siehe Übersicht Seite 29). Dies wird meist unterschätzt. Ausführliche Informationen zu diesem Thema enthält das Buch „Alkohol und Arbeitssicherheit, Arbeitsmanual zur Vorbeugung und Aufklärung“ von Reinhard Fuchs und Martin Resch.

3.1 Unfallverhütungsvorschriften

Die einzige allgemein verbindliche Regelung bezüglich des Konsums von Alkohol und anderen berauschenden Mitteln sowie der Handlungsverpflichtung des Vorgesetzten im Falle eines betrunkenen oder berauschten Mitarbeiters findet man in §38 der Unfallverhütungsvorschrift (UVV) „Allgemeine Vorschriften“ (BGV A1; bisher VBG 1).

§38 Absatz 1:

„Versicherte dürfen sich durch Alkoholgenuss nicht in einen Zustand versetzen, durch den sie sich selbst oder andere gefährden können.“

§38 Absatz 2:

„Versicherte, die infolge Alkoholgenusses oder anderer berauschender Mittel nicht mehr in der Lage sind, ihre Arbeit ohne Gefahr für sich oder andere auszuführen, dürfen mit Arbeiten nicht beschäftigt werden.“

Unfallgefahren durch Alkohol

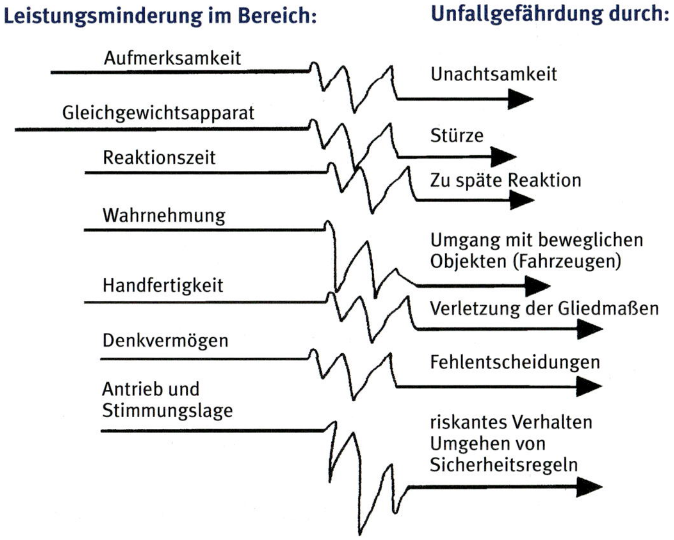

(Quelle: Fuchs, Resch: Alkohol und Arbeitssicherheit, 1996)

Durchführungsbestimmung zu § 38 Absatz 1 :

„Die Bestimmung gestattet eine auf die betrieblichen Gegebenheiten bezogene praxisnahe Regelung in jedem Einzelfall. Sie gestattet auch, bei der Beurteilung einer Gefährdung unter Berücksichtigung der Eigenart des Betriebes und der ausgeübten Tätigkeit strenge Maßstäbe anzulegen. Der Konsum von Spirituosen lässt in der Regel eine Gefährdung vermuten. Betriebliche Verbote, die jeglichen Genuss von alkoholischen Getränken während der Arbeitszeit und der Arbeitspause untersagen, können nach Vereinbarung zwischen Unternehmer und Betriebsvertretung ausgesprochen werden.“

Durchführungsbestimmung zu § 38 Absatz 2 :

„Das Beschäftigungsverbot zwingt nicht zur Entfernung aus dem Betrieb. Ob die Entfernung vertretbar ist, muss im Einzelfall entschieden werden.“

Beim Absatz 1 liegt die Verantwortung beim einzelnen Mitarbeiter und es ist sinnvoll, die Mitarbeiter von Zeit zu Zeit auf diese Verantwortung sich selbst und anderen gegenüber hinzuweisen.

In Absatz 2 kommt der Vorgesetzte ins Spiel. Er muss entscheiden, ob der Mitarbeiter eine Gefahr für sich und andere darstellt. Passiert ein Arbeitsunfall und es war bekannt, dass der Vorgesetzte den Mitarbeiter alkoholisiert hat arbeiten oder mit dem Auto nach Hause fahren lassen, kann er haftbar gemacht werden. Der Vorgesetzte hat eine Fürsorgepflicht gegenüber dem Mitarbeiter.

Beispiel:
Zu Beginn der Nachtschicht wird dem Schichtführer mitgeteilt, dass der Montierer A in angetrunkenem Zustand erschienen ist. Er habe eine Fahne und verhalte sich leicht aggressiv. In diesem Fall muss der Schichtführer verhindern, dass A seine Arbeit aufnimmt, da er eine Gefahr für sich und andere darstellt. Lässt er A arbeiten und es passiert etwas, hat der Schichtführer seine Aufsichtspflicht verletzt und kann im schlimmsten Falle sogar privatrechtlich haftbar gemacht werden.

Der Arbeitgeber ist beweispflichtig, dass der Arbeitnehmer nicht mehr in der Lage ist, seine Arbeit ohne Gefahr für sich und andere auszuüben. Die allgemeine Rechtsprechung besagt, dass die subjektive Einschätzung des Vorgesetzten und der Zeugenbeweis hierfür ausreichen, weil objektive Beweismittel häufig nicht eingesetzt werden dürfen. Dem Vorgesetzten kommt hierbei zugute, dass er den Mitarbeiter in der Regel längere Zeit kennt und sein Verhalten richtig einschätzen kann. Wenn der Vorgesetzte den Eindruck hat, dass jemand auf Grund von Alkoholkonsum oder anderen berauschenden Mitteln sich und andere bei seiner Tätigkeit gefährden könnte, muss er ihn vom Arbeitsplatz entfernen. Dies ist eine sinnvolle Intervention, unabhängig davon, ob jemand alkoholgefährdet oder schon abhängig ist.

Auch die Wegezeit, d. h. die Heimfahrt des Arbeitnehmers, fällt in die Aufsichts- und Fürsorgepflicht des Arbeitgebers bzw. des Vorgesetzten. Sollte der Vorgesetzte jemanden, der auf Grund seines alkoholisierten Zustandes ein Sicherheitsrisiko darstellt, nach Hause schicken, hat er auch dafür zu sorgen, dass der Mitarbeiter sicher nach Hause kommt. Weigert sich jemand, seinen Autoschlüssel abzugeben, kann die Polizei gerufen werden. (Näheres hierzu in Kapitel 8 Arbeitsrecht und betrieblicher Alkoholkonsum.)

Hilfreich für Führungskräfte ist es, wenn für den Akutfall eine Art Handlungsanleitung existiert. In manchen Betriebsvereinbarungen ist das Vorgehen schriftlich geregelt.

Gerichtsurteil

Feststellung des Alkoholgenusses und des Alkoholisierungsgrades während der Arbeitszeit

In einem Urteil, bei dem es um den Einsatz und die Entlohnung eines unter Alkoholeinflusses stehenden Maschinenführers ging, machte das Landesarbeitsgericht Schleswig-Holstein grundlegende Aussagen zur Problematik der Feststellung des Alkoholisierungsgrades eines Arbeitnehmers im Betrieb (LAG Schleswig-Holstein, Urteil vom 28.11.1988 – 4 Sa 382/88).

Der beklagte Arbeitgeber brauchte die vom Kläger angebotene Arbeitsleistung als Maschinenführer nicht anzunehmen, denn der Kläger hatte durch seinen häufigen Alkoholgenuss, der sich während der Arbeitszeit auswirkte, einen Einsatz an der Maschine unmöglich gemacht.

Von großer Bedeutung für die betriebliche Praxis ist es, dass das Gericht als Beweis hierfür Bekundungen des Meisters und des Arztes (Betriebsarzt) als ausreichend angesehen hat.

Das Gericht stellte fest, dass als Beweis für den Grad der Alkoholisierung ausreichend sein kann,

- dass der Arbeitgeber sich des Zeugenbeweises bedient
- dass sich die Feststellung des Alkoholisierungsgrades auch auf Grund der Arbeits- und Lebenserfahrung sowie aus dem sonstigen Verhalten des Arbeitnehmers während der Arbeit ergeben kann.

Zu diesem Beweis bedürfe es daher nicht stets der modernen technischen Erkenntnismethode, wie z. B. ärztliche Blutalkoholbestimmung oder Röhrchentest, da diese Maßnahmen jeweils der Einwilligung des Betroffenen bedürften und daher nur unter großen Schwierigkeiten durchzuführen seien. Vielmehr reiche die Erfahrung, z. B. eines langjährigen Vorgesetzten, der zudem die Trinkgewohnheiten seiner Mitarbeiter kenne, aus, um den Grad der Alkoholisierung so weit zu beurteilen, dass eine Arbeitsfähigkeit nicht mehr gegeben sei.

Unbestritten ist, dass ein Arbeitnehmer, der unter Alkoholeinfluss steht, grundsätzlich nicht arbeitsfähig ist. Selbst geringe Mengen von Alkohol beeinträchtigen nach ständiger Rechtsprechung die Arbeitsleistung. Eine Einschränkung der Arbeitsfähigkeit kann sich zusätzlich dadurch ergeben, dass die Tätigkeit durch besondere Gefahren, die durch einen derartig an der Leistungsfähigkeit beeinträchtigten Arbeitnehmer an der Maschine entstehen, gekennzeichnet ist. Hierbei sind Gefahren für den Mitarbeiter selbst, aber auch für andere Mitarbeiter zu berücksichtigen. Auch nach Auffassung des LAG ergibt sich ein ausdrückliches Beschäftigungsverbot zusätzlich aus § 38 der UVV „Allgemeine Vorschriften".

Für den Betriebsarzt ist diese Entscheidung von ebenso großer Bedeutung wie für den Arbeitgeber, denn der Betriebsarzt kann in vergleichbaren Fällen auf Grund seiner Funktion im Betrieb vom Arbeitgeber als kompetenter Berater herangezogen werden. Er ist nach dem vorliegenden Urteil somit nicht gezwungen, seine eigenen Erkenntnisse durch objektive Messungen zu erhärten, bzw. wegen einer vermeintlichen „Anfechtbarkeit" ganz zurückzuhalten.

Ausdrücklich weist das Gericht dem subjektiven Eindruck eines erfahrenen Vorgesetzten oder Arztes einen hohen Stellenwert zu. Vor dem Hintergrund des § 38 UVV „Allgemeine Vorschriften" muss der Betriebsarzt hier eher restriktiv urteilen, bevor er sich den Vorwurf machen lässt, auf Grund seiner (fehlerhaften) Erkenntnis zu einem Arbeitsunfall Anlass gegeben zu haben.

Dass er nach Feststellung des LAG hierfür nicht auf die einwilligungsbedürftigen Messungen angewiesen ist, kann ihm seine Tätigkeit grundlegend erleichtern.

(Quelle: Runddrucke II/89 Betriebs- und Werksarzt)

Aufgaben des Vorgesetzten in Akutsituationen

Vorgehen unter Beachtung des § 38 UVV „Allgemeine Vorschriften"

Die Entscheidung über die Entfernung eines unter Alkoholeinfluss oder Rauschmitteleinfluss stehenden Mitarbeiters vom Arbeitsplatz ist die Aufgabe des direkten Vorgesetzten.

- Der Vorgesetzte entscheidet nach seiner subjektiven Wahrnehmung, ob der Mitarbeiter nicht mehr in der Lage ist, seine Arbeit ohne Gefahr für sich oder andere auszuführen.
- Möglichst: Rückversicherung bei dem eigenen Vorgesetzten.
- Möglichst: Jemanden hinzuziehen, der den eigenen Verdacht bestätigt und als Zeuge gelten kann.
- Möglichst: Unterstützung anfordern vom Werkschutz, dem betriebsärztlichen Dienst oder dem Suchtkrankenhelfer.
- Für einen sicheren Heimtransport sorgen: Der Mitarbeiter darf nicht einfach nach Hause geschickt werden
- Am nächsten Tag oder bei nächster Gelegenheit: Führen eines Gespräches mit dem auffälligen Mitarbeiter

Trotz der sehr allgemein formulierten Vorschrift bietet der § 38 UVV ein gute Möglichkeit für den Vorgesetzten zu intervenieren. Neben der Verhütung von Arbeitsunfällen im engeren Sinn gilt es auch, wie schon erwähnt, Wegeunfälle zu vermeiden. Meistens wird über diesen Aspekt nicht nachgedacht, wenn Führungskräfte über Mitarbeiter äußern: „Er trinkt zwar kräftig, macht seine Arbeit aber ordentlich. Da kann ich nichts machen."

3.2 Drogen und Arbeitssicherheit: mehr Fragen als Antworten

Nur wenige Unternehmen in Deutschland haben sich bisher der Frage des Drogenkonsums und den damit verbundenen arbeitsplatzbezogenen Problemen gestellt. Es wird von Einzelfällen berichtet, es werden Drogenpräventionskampagnen für Auszubildende durchgeführt sowie Hilfsmaßnahmen für Abhängige angeboten. Diese Maßnahmen haben jedoch noch nicht den professionellen Standard der langjährig erprobten Präventions- und Hilfsprogramme bei Alkoholproblemen am Arbeitsplatz erreicht.

Bei der Verbreitung des Drogenkonsums unter jüngeren Menschen, dem Anstieg des Konsums von Ecstasy sowie dem eher angepassten Verhalten dieser Drogenkonsumenten muss damit gerechnet werden, dass auch eine gewisse Zahl der Berufstätigen regelmäßig Drogen konsumiert. „Sie sind Bankkauffrauen und Versicherungsvertreter, Beamtenanwärter, Studenten, Krankenpfleger und Sprachenschüler. Sie wollen nichts verändern. Sie wollen ihren Spaß. Denn Montag um acht hat der Alltag sie wieder.“ So die Zeitschrift STERN (38/94) über die Konsumenten von Ecstasy.

Psychoaktive Substanzen wie Alkohol, Drogen und bestimmte Medikamente führen zu Verhaltensveränderungen, Störungen der Wahrnehmung und fehlerhaften Einschätzungen von Risiken. Die UVV „Allgemeine Vorschriften“ enthält in §38 Abs. 2 auch einen Hinweis auf die Behandlung von Drogenproblemen:

„Versicherte, die infolge Alkoholgenusses oder anderer berauschender Mittel nicht mehr in der Lage sind, ihre Arbeit ohne Gefahr für sich oder andere auszuführen, dürfen mit Arbeiten nicht beschäftigt werden.“

Der Hinweis „...oder anderer berauschender Mittel...“ eröffnet damit Möglichkeiten, auf Drogenkonsum am Arbeitsplatz zu reagieren. Während jedoch der Konsum von Alkohol meist zu abschätzbaren Problemen führt, liegen für den Umgang mit Drogenkonsumenten, die Einschätzung des Sicherheitsrisikos oder der Arbeitsunfähigkeit sowie für die Beurteilung der Wiedereinsetzbarkeit am Arbeitsplatz noch keine allgemeinen Erfahrungswerte vor.

Vielmehr ergibt sich eine Reihe von Fragen:

- Gibt es spezifische Auffälligkeiten von Drogenkonsumenten, die sich vom Alkoholmissbrauch unterscheiden?
  („Drogen machen keine Fahne“).
- Wie weit wird die Leistung durch Drogenkonsum beeinträchtigt? Liegt gar eine Leistungssteigerung vor ?

- Gibt es besonders gefährdete Gruppen von Mitarbeitern?
- Wann ist ein Mitarbeiter nach Drogenkonsum wieder am Arbeitsplatz einsetzbar?
- Lassen sich die Hilfekonzepte bei Alkoholproblemen auf Drogenprobleme übertragen?

Erkennen von Drogenproblemen

Anlässlich der Fachkonferenz 1997 der Deutschen Hauptstelle gegen die Suchtgefahren (DHS) berichtete Frau Dr. Kleinsorge, Arbeitsmedizinerin bei der BASF AG in Ludwigshafen, über 50 Fälle von Drogenmissbrauch und -abhängigkeit über einen Zeitraum von ca. sieben Jahren: 20 Personen zeigten über mehrere Jahre ein unauffälliges Arbeitsverhalten, acht Personen waren im Verhalten verändert, es bestand jedoch kein Verdacht auf Drogenmissbrauch. Neun Personen zeigten starke Verhaltensauffälligkeiten mit Zeichen akuter Intoxikation, elf Personen waren auffällig durch erhöhte Fehlzeiten, und zwei Personen zeigten eine akute Psychose.

Diese wenigen Fälle machen deutlich, dass Drogenkonsumenten nicht am Arbeitsplatz auffallen müssen und den Konsum lange Zeit kompensieren können. Es kommt dabei sehr darauf an, welche Drogen in welcher Häufigkeit und welcher Art konsumiert werden. Als häufig beobachtete Auffälligkeiten werden genannt: Gleichgültigkeit, Desinteresse, Schläfrigkeit, Unausgeglichenheit, Fahrigkeit, Nervosität. Diese Verhaltensauffälligkeiten kann ein junger Mensch aber z. B. auch nach einem drogenfreien Disco-Besuch zeigen. Gleichwohl sollte der Verdacht in Richtung Drogenkonsum gehen, wenn die Verhaltensauffälligkeiten längere Zeit auftreten oder durchgängig vorhanden sind.

Beginnen Vorgesetzte, Arbeitsmediziner, Betriebsräte u. a. dem Drogenverdacht nachzugehen, bekommen andere Hinweise – Kurzfehltage, zunehmende Isolierung, Verlust von Kritik- und Urteilsfähigkeit, reduzierte Belastbarkeit – eine neue Bedeutung. Sie werden eher in das Gesamtbild eingeordnet. Entscheidend ist an dieser Stelle, dass das Umfeld auf die Auffälligkeiten reagiert, den Mitarbeiter auffordert, sich mit diesem Auffälligkeiten auseinander zu setzen und nach einer Lösung zu suchen. Unabhängig davon, ob sich der Verdacht auf ein Drogenproblem erhärtet oder nicht, ist es wichtig, eigene Grenzen zu setzen und dem Gegenüber deutlich zu machen, was im Betrieb toleriert wird und was nicht. Ein klares, transparentes und konsequentes Handeln ist gerade in diesen Fällen gelebte Suchtprävention.

Der Umgang mit dem Verdacht auf Drogenprobleme am Arbeitsplatz sollte integrativer Bestandteil einer Betriebsvereinbarung sein (siehe Anhang 1 Beispiel einer Betriebsvereinbarung „Sucht“).

Handeln in der Akutsituation

Fällt ein Mitarbeiter wegen Drogenkonsum auf, darf er gemäß §38 Abs. 2 Unfallverhütungsvorschrift „Allgemeine Vorschriften“ nicht mit Arbeiten beschäftigt werden.

Bei einer Intoxikation mit Drogen ist das Problem jedoch nicht nur die Entfernung des Mitarbeiters vom Arbeitsplatz, sondern auch der Wiedereinsatz nach dem Drogenkonsum. Hier fehlen insbesondere Informationen über die Abbaugeschwindigkeit von Drogen und die Wirkungen unterschiedlicher Substanzen bei Mehrfachgebrauch. Darüber hinaus können Flash-back-Phänomene auftreten, die ebenfalls die Arbeitssicherheit beeinträchtigen.

Deshalb besteht hier noch erheblicher Forschungsbedarf, um größere Sicherheit in der Einschätzung der Problematik zu erhalten und lösungsorientierte Handlungskonzepte zu entwickeln.

4 Erkennen von gefährdeten und abhängigen Mitarbeitern

Bevor ein Mitarbeiter oder eine Mitarbeiterin am Arbeitsplatz auffällig wird, ist in der Regel im privaten Bereich das Alkoholproblem schon lange bekannt. Häufig leiden Partnerinnen und Partner, Kinder und Verwandte seit längerem unter dem suchtbedingten Verhalten des Abhängigen, während

WIE ZEIGEN SICH ALKOHOLPROBLEME AM ARBEITSPLATZ?

Auffälligkeiten in Zusammenhang mit Fehlzeiten	➪ Entschuldigung durch andere (z.B. Ehepartner, Anruf erfolgt in der Abteilung und nicht beim Vorgesetzten) ➪ Nachträgliche Aufrechnung von Fehltagen gegen Urlaub (morgens wird angerufen und Urlaub beantragt) ➪ Unbegründete Abwesenheit vom Arbeitsplatz während der Arbeitszeit
Leistungsminderung	➪ Starke Leistungsschwankungen ➪ Abnehmende Lernbereitschaft ➪ Mangelnde Konzentrationsfähigkeit ➪ Auffallende Unzuverlässigkeit ➪ Mangelndes Durchhaltevermögen ➪ Selbstüberschätzung
Verhaltensänderung	➪ Starke Stimmungsschwankungen (Auswirkungen auf das gesamte Arbeitsklima) ➪ Unangemessen nervös/reizbar ➪ Unangemessen aktiv/gesprächig/gesellig ➪ Großspurig/aggressiv oder unterwürfig/überangepasst
Auftreten/ Äußeres Erscheinungsbild	➪ Präsenz bei allen Gelegenheiten, zu denen Alkohol getrunken wird ➪ Erfinden von Alibis für den Alkoholkonsum ➪ Bei Konfrontation Hinweis auf „Restalkohol“ ➪ Vermeidung von Gesprächen über Alkohol ➪ Versuch, Alkoholgeruch zu tarnen (z. B. mit Pfefferminz, Mundwasser u. ä.) ➪ Vernachlässigen der Körperpflege/Kleidung ➪ Händezittern/Schweißausbrüche ➪ Artikulationsschwierigkeiten
Trinkverhalten	➪ Alkoholkonsum zu unpassenden Gelegenheiten, hastiges Trinken/bereits vor oder kurz nach Arbeitsbeginn ➪ „Heimliches“ Trinken ➪ Demonstrative Vermeidung von Alkohol/Tarnung mit Softdrinks

sich der Betroffene am Arbeitsplatz noch als „Normal-Konsument" darstellt. Wenn jedoch die Auffälligkeiten zunehmen, ist das ein deutlicher Hinweis auf eine beginnende oder bestehende Abhängigkeit.

Die Erkenntnis, dass ein Mitarbeiter Alkoholprobleme haben könnte, führt bei dem betrieblichen Umfeld, vor allem bei dem Vorgesetzten zu dem Wunsch, eine sichere Diagnose stellen zu können. Das ist aber nicht seine Aufgabe und auch nicht die Aufgabe des sonstigen betrieblichen Umfeldes. Was der Vorgesetzte feststellen muss, sind Auffälligkeiten in Zusammenhang mit arbeitsvertraglichen Pflichtverletzungen. Sie sind Grundlage des Gesprächs- und Hilfsangebotes im Betrieb. Bei Alkoholproblemen ergeben sich bestimmte Auffälligkeiten im Bereich Fehlzeiten, Leistungsminderung und Verhaltensänderung. Dazu kommen noch Auffälligkeiten des äußeren Erscheinungsbildes, des Auftretens und des Trinkverhaltens.

Treten diese Anzeichen gehäuft auf, ist das ein Hinweis auf eine beginnende oder bereits bestehende Abhängigkeitsproblematik.

In der Praxis sieht es in der Regel so aus, dass dem Vorgesetzten etwas auffällt, z. B. häufiges Zuspätkommen. Zu einem anderen Zeitpunkt fällt der Mitarbeiter wegen aggressiven Verhaltens, Leistungsabfalls, starken Schwitzens, Kreislaufstörungen oder wegen einer Fahne auf. Für sich allein genommen reichen die einzelnen Punkte jeweils für ein Gespräch nicht aus. Werden die Auffälligkeiten jedoch über einen längeren Zeitpunkt betrachtet

Anzeichen für Medikamentenmissbrauch oder -Abhängigkeit

- Überkorrektes und sich selbst überforderndes Verhalten
- Schwankende Gefühlslage
- Apathischer und leicht ausdrucksloser Blick
- Langsames Denken
- Mühsamer Gesprächskontakt
- Vergessen von wichtigen Informationen, häufiges Wiederholen derselben Gedanken
- Ängstlichkeit vor eigentlich normalen, belanglosen Problemen

und in einen Zusammenhang gebracht, liegen meist genug Einzelfakten für ein Gespräch vor.

Deshalb gilt: Auffälligkeiten notieren, sie in einen Zusammenhang bringen und den Mitarbeiter mit den arbeitsvertraglichen Pflichtverletzungen konfrontieren sowie den Verdacht in Bezug auf ein bestehendes Alkoholproblem äußern.

Die in den Abbildungen aufgeführten Auffälligkeiten bieten viele Ansatzpunkte für ein Gespräch mit dem Mitarbeiter. Vor allem Fehlzeiten eignen sich zum Gesprächseinstieg und ermöglichen Schritte zu konsequentem Handeln, unabhängig davon, ob eine Sucht vorliegt oder nicht. Dem Mitarbeiter können verschiedene Auflagen gemacht werden, so dass er auch Auswirkungen seines Verhaltens spürt:

- Arbeitsunfähigkeitsbescheinigungen vom ersten Krankheitstag an. (Dies ist für den Alkoholabhängigen eine Belastung, weil jeder Arztbesuch subjektiv für ihn eine Gefahr darstellt: Sein Suchtproblem könnte erkannt werden.)
- Persönliche Krankmeldung beim direkten Vorgesetzten, keine Entschuldigung mehr durch Partner/Partnerin oder andere Angehörige oder beim Pförtner. (Durch das persönliche Telefongespräch erhält der Vorgesetzte einen klaren Eindruck von der aktuellen Situation des Mitarbeiters.)
- Keine nachträgliche Anerkennung der Fehltage als Urlaubstage. (Das Setzen von klaren Grenzen schützt vor Verstrickungen.)

Wird das Einhalten von Vereinbarungen nicht konsequent eingefordert, kommt es leicht zu Verstrickungen mit dem Mitarbeiter. Umso schwerer fällt es, wenn eine Reihe von Unregelmäßigkeiten nach längerer Zeit korrigiert werden soll. Man hat Verhaltensweisen geduldet, die man hätte sanktionieren müssen, aber man hat nicht gehandelt in der Hoffnung, dass die Störung sich von alleine behebt.

Nur klare Regeln geben dem gefährdeten und abhängigen Mitarbeiter Orientierung. Hinzu kommt, dass die negativen Konsequenzen am Arbeitsplatz meist als wichtiger und gravierender einschätzt werden als die im privaten Bereich. Der Arbeitsplatz sichert die Existenzgrundlage. Gerade durch das konsequente Setzen von Grenzen kann die Bereitschaft für Veränderungen bei betroffenen Mitarbeitern gefördert werden.

5 Suchtdynamik am Arbeitsplatz

5.1 Das soziale Umfeld

Ähnlich wie im familiären Bereich spielt auch am Arbeitsplatz das soziale Umfeld eine wesentliche Rolle bei der Entwicklung, Aufrechterhaltung und Lösung von Suchtproblemen. Während sich früher Lösungsversuche und Hilfsmaßnahmen auf den einzelnen Abbhängigen oder Gefährdeten konzentrierten, rückt in jüngerer Zeit das gesamte Arbeitsumfeld, das „System Betrieb“, stärker in den Mittelpunkt der Betrachtungen. Diese neuere Sichtweise geht davon aus, dass das Suchtverhalten ein Teil in einem sich wechselseitig beeinflussenden Beziehungssystem ist. Das heißt, der Abhängige oder Gefährdete beeinflusst durch sein Verhalten (z. B. nüchtern, angetrunken und aggressiv oder angetrunken und ruhig, angepasst, betrunken, aber noch leistungsfähig usw.) die Verhaltensweisen seiner Kollegen und Vorgesetzten.

Hinzu kommt noch, dass sich „Suchtsysteme“ durch besonders starre und rigide Regeln für alle Beteiligten auszeichnen. Solche Regeln sind z. B.: „Sprich nicht über das Problem“, „Verhalte dich so, dass Außenstehende nichts von dem Problem merken“, „Hilf dem Menschen, der Probleme hat und gleiche seine Fehlverhaltensweisen durch vermehrte eigene Anstrengungen aus“, „Trage Unregelmäßigkeiten mit, um dem Kollegen, der im Moment Probleme hat, zu helfen“.

Dieses Verhalten entspricht in der Regel unserer normalen sozialen Erziehung. „Hilf jemanden, wenn er in Not ist.“ In manchen Situationen, und das trifft insbesondere auf Suchtsysteme zu, kann diese Art von Hilfe jedoch auch dazu führen, dass das Problemmuster verstärkt wird.

Das Verhalten in Gruppen bei einer bestehenden Suchtproblematik lässt sich sehr gut mit einem Mobile vergleichen. Alle Beteiligten sind durch vielfältige Beziehungen verbunden und versuchen, nach außen zu demonstrieren, dass alles in Ordnung ist, keine Probleme bestehen und man sich keine Gedanken zu machen braucht. Sie stellen ein in sich geschlossenes System dar, das nach Regeln funktioniert, die von Außenstehenden häufig nicht ver-

Gruppenmobile: Zusammenhänge zwischen den Beteiligten

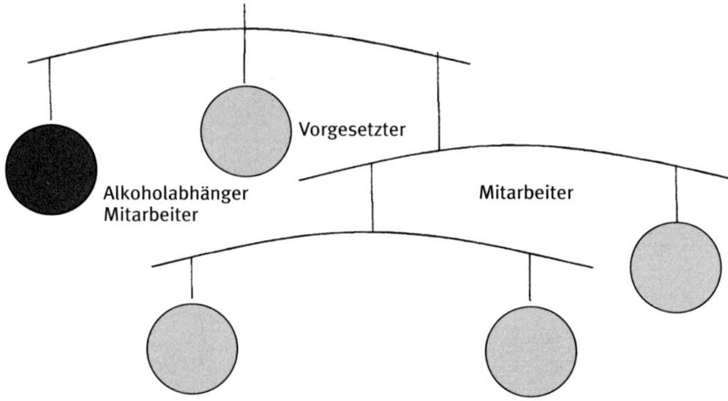

Gruppenregel: „Probleme dürfen nicht nach außen dringen."

standen werden, in dem System jedoch als schlüssig und logisch erlebt werden. Vorgesetzte, die eine neue Abteilung übernehmen, stoßen häufig auf solche geschlossenen Systeme, deren Regeln sie nicht kennen. Sie erhalten damit aber auch eine Chance, ein tabuisiertes Problem offen anzusprechen und zu lösen. Die Beteiligten brauchen viel Energie zur Stabilisierung des Systems. Diese Stabilisierung ist auch als ein Lösungsversuch zu sehen, der allerdings einen hohen Preis hat, nämlich z. B. das Weiterentwickeln einer Suchtproblematik.

Innerhalb des Mobiles schreiben die einzelnen Personen dem Betroffenen bestimmte Eigenschaften zu (z. B. „Der Abhängige ist haltlos, charakterschwach, unfähig…") und richten ihr Verhalten danach aus:

- „Wir müssen ihn kontrollieren."
- „Wir dürfen ihm nicht so viel zumuten, vor allem nicht die Wahrheit sagen, wie wir ihn wirklich sehen."
- „Wir müssen Dinge selbst erledigen …"

Auf diese Weise wird das Problem stabilisiert und alle müssen sich noch mehr anstrengen, das Problem zu vertuschen und die Regeln aufrechtzuerhalten. Diese Beziehungsdynamik wird in dem „Drama-Dreieck" an späterer Stelle noch ausführlicher dargestellt.

Das soziale Umfeld unterliegt der Illusion, den anderen durch ausdauernde Beeinflussung in Form von Kontrolle des Alkoholkonsums, durch das Übernehmen von Verantwortung, gut zureden usw. irgendwann einmal vom Alkohol weg zu bringen. Diese Haltung ist zwar gut gemeint und entspricht auch dem klassischen Verständnis von Hilfe, führt jedoch selten zu dem gewünschten Ergebnis. Das Umfeld macht immer wieder Ansätze, dem Fehlverhalten des Abhängigen negative Konsequenzen folgen zu lassen, nur fehlt meist die durchgängige Konsequenz im Handeln.

Nach langen (gemeinsamen) Leidensjahren, in denen man so viel Hilfe und Verständnis aufgebracht hat, muss dann eines Tages die Illusion oder Hoffnung, dass der andere sich doch noch verändert, aufgegeben werden. Es ist ein schmerzhafter Prozess festzustellen, dass man einen anderen nicht gegen seinen Willen verändern kann, auch wenn man sich noch so anstrengt.

Gegenseitige Veränderungswünsche und -versuche bekommen oft die Dynamik eines Machtkampfes. Wer ist der Gewinner und wer der Verlierer? Derjenige, der sich auf Wunsch eines anderen verändert, erlebt dies meist als Niederlage und fühlt sich dann in der unterlegenen Position. Der andere erlebt sich vielleicht nicht als Gewinner, wird jedoch von seinem Gegenüber so wahrgenommen. Wer möchte sich schon gerne als Verlierer erleben? Also wird der Abhängige wieder „über die Stränge schlagen", das unerwünschte Verhalten wieder zeigen, um aus der Position des Verlierers herauszukommen.

So verständlich der Wunsch ist, dass der andere doch nun endlich das Trinken aufgeben soll, so wichtig ist es, dass man ihm die Entscheidung darüber belässt, ob er sich verändern will oder nicht. Verändern kann man nur bei sich selbst etwas im Umgang mit diesem Menschen.

Wenn Sie Verhalten verändern wollen, fangen Sie bei sich selbst an. Da sind die Erfolgschancen am größten, weil man nur in Bezug auf sich selbst wirklich Einfluss hat.

Wenn das wechselseitige Spiel zwischen Abhängigem und dem Umfeld aufhört, wenn eine Person beschließt, ihr Verhalten zu verändern, neue Sichtweisen einführt und konsequent bei der Veränderung bleibt, bekommt der Abhängige eine Chance, selbst neue Einsichten zu gewinnen und sein Verhalten zu verändern.

Diese Person kann die Führungskraft, die Personalleitung, der Arbeitsmediziner, der Betriebs-/Personalrat, der Suchtkrankenhelfer usw. sein. Denn jeder ist Teil des Systems Betrieb, sei es in der Fertigung, Verwaltung, Ausbildungswerkstatt, Baustelle etc. Jeder entscheidet, ob er die bestehenden Spielregeln mitmacht und so das Problemverhalten stabilisiert oder ob er mit Hilfe einer neuen Sichtweise Verhaltensänderungen bei sich anstrebt und damit eine Veränderung der Situation ermöglicht. Meist genügen kleine, aber bedeutsame Veränderungen, um eine Lösung herbeizuführen.

Wichtig ist es in diesem Zusammenhang auch, dass man nicht zu viel auf einmal verändern will. Der sicherste Weg, nichts zu verändern ist, alles auf einmal und möglichst sofort anders machen zu wollen. Jeder Mensch hat seine Gründe, warum er sich so oder anders verhält. Und egal wie in der Vergangenheit mit dem Thema Sucht am Arbeitsplatz, mit gefährdeten und abhängigen Mitarbeitern umgegangen wurde: In der Regel gab es auf Grund der Sichtweisen und Einstellungen gute Gründe dafür.

Hilfreich ist es, einmal anders auf das „Problem" eines betroffenen Mitarbeiters zu blicken. Wenn z. B. ein Vorgesetzter seine ganze Aufmerksamkeit auf den Problemfall richtet, gerät er leicht – wie systemisch orientierte Therapeuten sagen – in eine Problemtrance. Er sieht nur noch das Problem des Mitarbeiters oder Probleme, die in der Zukunft entstehen könnten („…wenn ich etwas sage, wird er gekündigt", „…wenn ich ihm das sage, trinkt er noch mehr…", „…wie stehe ich da, wenn das alles gar nicht stimmt und er ganz andere Probleme hat…"). Dadurch verstellt sich leicht der Blick für die eigenen Probleme, die man durch das Verhalten des Mitarbeiters hat – und für Lösungen.

Nicht die Dinge, sondern die Meinungen und Einstellungen, die wir dazu haben, bestimmen unsere Verhaltensweisen.

Richtet ein Vorgesetzter bei einem alkoholgefährdeten oder alkoholabhängigen Mitarbeiter den Fokus auf die mit dem Suchtverhalten verbundenen Sicherheitsaspekte und arbeitsvertraglichen Pflichtverletzungen, wird er merken, dass sich neue lösungsorientierte Verhaltensweisen eröffnen. Äußert er einmal seinen Ärger über ständige Veränderungen der Einsatzpläne durch das Fehlen eines alkoholgefährdeten Mitarbeiters, wird er merken, wie die durch die Regeln des Suchtsystems auferlegte Lähmung nachlässt.

Meistens wird in Betrieben, nachdem es einen gravierenden Vorfall in Zusammenhang mit Alkohol gegeben hat, die Frage nach dem *Warum* gestellt. Warum hat da bisher noch niemand etwas unternommen? Warum musste es erst so weit kommen? Warum hat niemand etwas gesagt? Der Nachteil von Warum-Fragen ist, dass sie immer in die Vergangenheit führen und gut sind für Erklärungen, aber zunächst kaum eine Antwort darauf geben, wie es in der Zukunft weitergehen soll. Bei einer systemischen lösungsorientierten Vorgehensweise, wird mehr nach dem *Wie* (Wie soll es weitergehen?), dem *Was* (Was erwarte ich in Zukunft von dem Mitarbeiter, von mir selbst?) und *Wozu* (Wozu dient es, wenn ich mich jetzt anders verhalte?) gefragt. Dies sind Fragen, die stärker auf die Aktion und die zukünftigen Handlungen ausgerichtet sind.

MIT LÖSUNGSORIENTIERTEN FRAGEN VON DER REAKTION ZU AKTION

- **Wie** müssten Sie im betrieblichen Alltag den Mitarbeiter sehen, um z. B. mit ihm ein lösungsorientiertes Gespräch führen zu können?
- **Was** würde Ihnen helfen, aus dem Mobile auszusteigen?
- **Wozu** würde es führen, wenn Sie den alkoholgefährdeten Mitarbeiter als einen Menschen ansehen würden, der Verpflichtungen hat, denen er zurzeit nicht in gewünschtem Maß nachkommt, der jedoch Fähigkeiten und Kompetenzen besitzt, an dieser Situation mit Hilfe von außen etwas zu verändern?

5.2 Das Dilemma des Vorgesetzten

Herr F., Gruppenleiter EDV, über seinen Mitarbeiter Herrn B.:

Er war jahrelang ein guter Programmierer und Software-Entwickler, kreativ, genau, verlässlich. Wir haben manches Projekt in gemeinsamen Nacht- und Wochenend-Aktionen noch hinbekommen. Jetzt erscheint er manchmal mit Fahne, macht einen zunehmend unsichereren Eindruck und wird unzuverlässiger. Ich bot ihm meine Hilfe an, aber er wies mich schroff zurück. Weitere Gespräche und Ermahnungen, er solle weniger trinken, haben bis jetzt nichts gebracht. Ich weiß nicht mehr, was ich noch tun soll. Kürzlich hat er ohne Entschuldigung gefehlt und dadurch fast einen wichtigen Auftrag vermasselt. Ein Kollege konnte den Schaden gerade noch ausbügeln. Wenn ich nun mit Disziplinarmaßnahmen gegen ihn vorgehe, entzieht er sich mir noch mehr und ich komme gar nicht mehr mit ihm zurecht. Außerdem verderbe ich seine ganze Karriere. Und es gibt ja auch Zeiten, da funktioniert alles problemlos. Hoffentlich hört er mit der Trinkerei bald wieder auf.

In diesem Beispiel gerät der Vorgesetzte in ein Dilemma:. Er spürt mehrere innere Aufträge, kann sich nicht entscheiden und möchte alle Aufträge gleichzeitig erfüllen. Er möchte den Fall nicht an die große Glocke hängen, er muss aber die Arbeitssicherheit beachten und darauf achten, dass das Arbeitsergebnis stimmt. Gleichzeitig möchte er mit dem Mitarbeiter gut auskommen. Er fühlt sich durch die jahrelange gute und enge Zusammenarbeit mehr als Kollege und möchte nicht den „Chef" spielen. Diese innere Gefühlslage ist ein klassischer „Loyalitätskonflikt". Jedes Verhalten hat Auswirkungen und der Vorgesetzte möchte diese Auswirkungen verhindern, er möchte jedem Beteiligten und jedem Auftrag gegenüber loyal sein.

DER KONFLIKT DES VORGESETZTEN

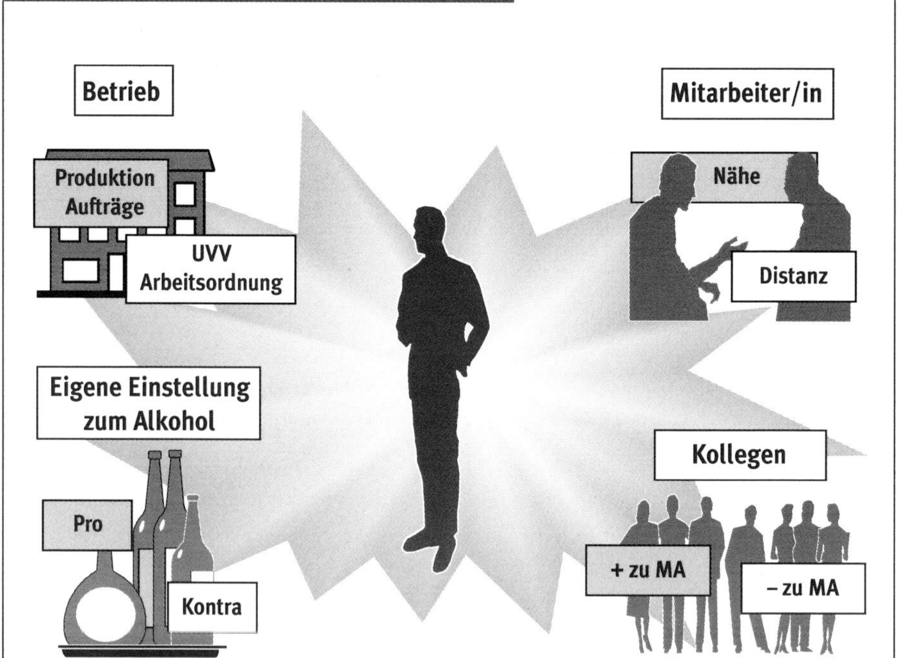

Produktion/Aufträge

Die Arbeitssicherheitsvorschriften setzen bestimmte Rahmenbedingungen (z. B. kein Alkohol während des Fahrens eines Gabelstaplers), der Produktionsauftrag fordert jedoch die Einsatzbereitschaft aller Mitarbeiter und die Vermeidung von Ausfällen. Ein Alkoholabhängiger, der berauscht ist, müsste vom Arbeitsplatz entfernt werden. Das kann jedoch zu erheblichen Ausfällen führen, wenn zudem für den sicheren Heimweg des Kollegen weitere Mitarbeiter abgestellt werden müssen (z. B. in der Nachtschicht, wenn sowieso nur wenige Kollegen zur Verfügung stehen). Für was soll sich der Vorgesetzte entscheiden, für die Arbeitssicherheit und das Heimschicken des Mitarbeiters oder für das Erfüllen des Produktionsauftrages? Letzteres würde bedeuten, den Mitarbeiter weiter zu beschäftigen auch auf die Gefahr hin, dass ein Arbeitsunfall passiert.

Mitarbeiter

Zu seinen Mitarbeiterinnen und Mitarbeitern möchte der Vorgesetzte eine zwischen Nähe und Distanz ausgewogene Beziehung haben. Er neigt dazu, eher nachsichtig auf Pflichtverletzungen des alkoholkranken Kollegen zu reagieren und Fehlverhalten zu entschuldigen. Er möchte weiterhin eine harmonische Beziehung zu ihm und befürchtet, dass der Mitarbeiter sich von ihm distanziert oder sich ganz entzieht. Andererseits macht ihm der Mitarbeiter immer wieder Probleme und er würde ihn am liebsten loswerden. Er ist hin- und hergerissen zwischen den Gefühlen, möchte keinen Fehler machen und ist in diesem Zustand unfähig, klar zu handeln.

Kollegen

Die Kollegen hatten lange Zeit eine gute Beziehung zu dem abhängigen Mitarbeiter. Sie nutzten seine Alkoholabhängigkeit, indem sie Arbeitsprobleme auf ihn schieben konnten und er als Sündenbock für die Arbeitsgruppe eine entlastende Funktion hatte. Außerdem erledigte er unangenehme Aufgaben (z. B. Röhren mit einer stinkenden Paste abdichten, Kanäle reinigen etc.). Die Kosten-Nutzen-Rechnung ging noch auf. Wenn der Vorgesetzte jetzt durchgegriffen hätte, hätte er womöglich die ganze Gruppe gegen sich gehabt. Anders ist es, wenn diese Rechnung nicht mehr stimmt und der Kollege in der Gruppe nun als unzuverlässig, als Arbeitssicherheitsrisiko und als untragbar beschrieben wird. Nun soll der Vorgesetzte eine schnelle Lösung finden („Ab Montag wollen wir mit Herrn B. nichts mehr zu tun haben!“). Andererseits ist aber keiner bereit, zu seinen Aussagen B. gegenüber zu stehen. Wie soll der Vorgesetzte sich verhalten? Zudem befürchtet er Probleme mit der Personalabteilung und dem Betriebsrat. („Warum kommen Sie erst jetzt? – Wir können nichts für Sie tun, wir haben nichts aktenkundiges." – „Haben Sie Beweise, Sie wissen ja, wir müssen uns absichern.")

Eigene Einstellung zum Alkohol

Die eigene Einstellung zum Alkohol spielt natürlich auch eine Rolle. Vielleicht hat der Vorgesetzte in arbeitsintensiven Zeiten mitgetrunken oder Alkohol zur Belohnung eingesetzt und nun soll er anderen Vorhaltungen machen. Vielleicht äußert der alkoholgefährdete Mitarbeiter im Gespräch: „Chef, Sie trinken doch auch! Und außerdem trinke ich tagelang nichts, höchstens abends mal." Möglicherweise hat der Vorgesetzte sich selbst schon in manchen schwierigen Situationen Alkohol gegönnt. Er spürt, dass es für ihn unangenehm werden könnte, wenn der Mitarbeiter diese Aspekte im Gespräch erwähnt.

Problemstabilisierende Muster folgen meist dem Gebot der Gleichrangigkeit und der Gleichzeitigkeit unterschiedlicher und widersprüchlicher Ziele, z. B. es allen zum gleichen Zeitpunkt recht zu machen – eine unlösbare Aufgabe. Ebenso wie der Wunsch vieler Vorgesetzter, angenehme und gleichzeitig effektive Gespräche zu führen. Man möchte am liebsten alle Aufträge erfüllen, auch die Aufträge, die man nur für sich selbst als Auftrag formuliert hat, ohne zu wissen, ob die Betroffenen das überhaupt so wollen. Würde man die Gleichzeitigkeit und Gleichrangigkeit der Aufträge aufheben und entsprechend ihrer Prioritäten sich für einen Auftrag entscheiden, befürchtet man Ärger und Probleme. Doch genau hierin liegt der „paradoxe" Ausweg aus dem Dilemma. Man kann vielen Aufträgen gerecht werden, nur nicht zur gleichen Zeit, im gleichen Maß und am gleichen Ort.

Dazu eine kleine Geschichte: Was passiert, wenn man versucht, es allen recht zu machen?

Ein Bauer zog mit seinem Sohn und seinem alten Pferd in der Hitze des Mittags in die Stadt. Der Vater saß auf dem Pferd, das der Junge führte.

„Der arme Junge", sagte da ein Vorübergehender. „Seine kurzen Beinchen versuchen mit dem Tempo des Pferdes Schritt zu halten. Wie kann man so faul auf dem Pferd herumsitzen, wenn man sieht, dass das kleine Kind müde läuft."

Der Vater nahm sich dies zu Herzen, stieg hinter der nächsten Ecke ab und ließ den Jungen aufsitzen. Gar nicht lange dauerte es, da erhob schon wieder ein Vorübergehender seine Stimme: „So eine Unverschämtheit. Sitzt doch der kleine Bengel wie ein König auf dem Pferd, während sein armer alter Vater nebenher läuft."

Dies schmerzte den Jungen, er bat den Vater, sich hinter ihn auf das Pferd zu setzen. „Hat man so etwas schon gesehen?" hörten sie eine Frau rufen, „solche Tierquälerei! Der armen alten Schindmähre hängt der Rücken durch und der alte und der junge Nichtsnutz ruhen sich auf ihr aus, als wäre sie ein Sofa, die arme Kreatur!"

Die Gescholtenen schauten sich an und stiegen ohne ein Wort zu sagen, vom Pferd herunter. Kaum waren sie wenige Schritte neben dem Tier hergegangen, machte sich ein Fremder über sie lustig: „So dumm möchte ich auch einmal sein. Wozu führt ihr denn das Pferd spazieren, wenn es nichts leistet, Euch keinen Nutzen bringt und noch nicht einmal einen von Euch trägt?"

Der Mann schob dem Pferd eine Hand voll Hafer ins Maul und legte seine Hand auf die Schulter seines Sohnes: „Gleichgültig, was wir machen"; sagte er, „es findet sich doch jemand, der damit nicht einverstanden ist. Ich glaube, wir müssen selbst wissen, was wir für richtig halten."

5.3 Loyalitätskonflikte und betriebliche Hierarchien

Gerade die Führungskräfte der unteren und mittleren Ebene stehen in einem besonderen Spannungsverhältnis und leiden häufig unter Loyalitätskonflikten. Vor allem dann, wenn ihre Führungsaufgabe nicht klar beschrieben ist. Sie befinden sich in der so genannten „Sandwich-Position".

„Sandwich-Position"

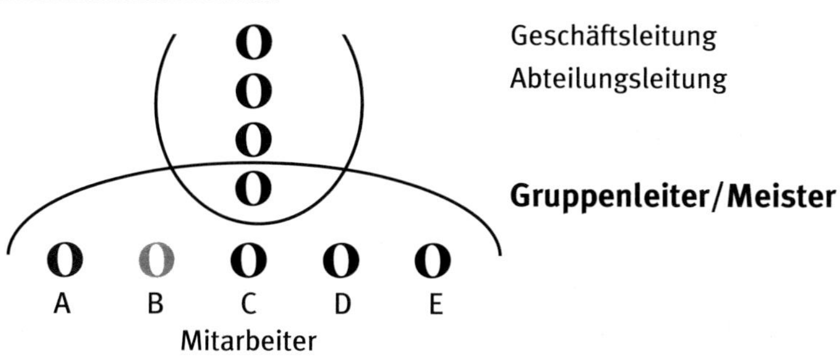

Gruppenleiter/Meister sind gefühlsmäßig sehr dicht an ihren Mitarbeitern. Häufig waren diese Führungskräfte selbst lange Zeit Kollegen. Durch die emotionale Nähe haben sie es besonders schwer, so genannte unpopuläre Maßnahmen wie Ermahnung und Abmahnung auszusprechen oder einzuleiten sowie konfrontative Gespräche zu führen. Dieses Vorgehen, glauben sie, würde sie emotional zu sehr von den Kollegen distanzieren. Sie befürchten, sich unbeliebt zu machen und nicht mehr dem Bild zu entsprechen, welches sich ihre Kollegen von ihnen als guten Vorgesetzten gemacht haben.

Andererseits fordern die nächsthöheren Vorgesetzten Durchsetzungsfähigkeit und klares Handeln. Die untere Ebene fühlt sich jedoch dann isoliert und allein gelassen und nicht ausreichend unterstützt.

Angenommen, Mitarbeiter A (siehe Abbildung) hat alkoholbedingt einen Unfall in der Abteilung. Der Meister wusste zwar, dass er viel trinkt, gleichzeitig war A jedoch auch derjenige, der jede Arbeit machte, leicht führbar war und unangenehme Aufgaben übernahm. Nun kommt Druck von dem nächst höheren Vorgesetzten. Es wird gefragt, warum der Meister den Mitarbeiter nicht vom Arbeitsplatz entfernt habe. Er wird zur Rechenschaft gezogen. Beim nächsten Fall in seiner Abteilung greift er nun frühzeitig hart durch. Diesmal wendet sich dieser Mitarbeiter B jedoch sofort an den Betriebsrat und beschwert sich über die Ungleichbehandlung: Der eine hätte jahrelang getrunken und nichts wäre passiert. Er hätte nur einmal eine Fahne und würde sofort zur Rechenschaft gezogen. Der Betriebsrat handelt, indem er sich an die Geschäftsleitung wendet und den Meister in seinen Führungsaufgaben als überfordert darstellt. Der Meister könne den Kollegen B nicht leiden und würde ihn mobben.

Es ist denkbar, dass die Geschäftsleitung dem Meister vorhält, er habe überreagiert und er müsse in solchen Fällen sensibler vorgehen. Die Reaktion des Meisters kann man sich gut vorstellen: Er wird zukünftig versuchen, Alkoholprobleme in seiner Abteilung so lange wie möglich zu verdecken und dafür sorgen, dass nichts mehr nach außen dringt. Probleme werden erst einmal zugedeckt, Loyalitätskonflikte werden somit stabilisiert.

Dem kann man durch einen offenen und transparenten Umgang mit schwierigen Führungssituationen im Allgemeinen und bei Alkoholproblemen im Besonderen als Teil der Unternehmenskultur entgegenwirken: Die

Führungskräfte sollten ermutigt werden, gemeinsam mit innerbetrieblichen oder externen Fachkräften über mögliche Lösungen zu kommunizieren. Ebenso wichtig ist es, dass Führungskräfte sich sicher sein können, Unterstützung für ihr Handeln bei der nächsten Führungsebene zu finden.

In manchen Bereichen werden Problemthemen auch deshalb nicht nach außen getragen, weil das Annehmen von Hilfe als Führungsschwäche empfunden wird, als ein Zeichen dafür, dass man der eigenen Führungsaufgabe nicht gewachsen ist. Probleme können jedoch nur gelöst werden, wenn sie offen gemacht werden. Vor allem gilt es, die Regel, die für „Suchtsysteme“ so typisch ist, „es darf nichts nach außen dringen“ zu durchbrechen.

Führungskräfte sollten daher von oben nach unten ihre Mitarbeiter ermutigen, bei dem Verdacht eines alkoholbedingten Problems in der Abteilung zu handeln und ihnen ihre Unterstützung zusichern. Personal-/Betriebsräte müssen ebenfalls zu dem Thema geschult und in die Vorgehensweise eingebunden werden.

In einer Betriebsvereinbarung (siehe Anhang) kann geregelt werden, wie man sich in solch schwierigen Entscheidungssituationen zu verhalten hat. Insofern ist eine Betriebsvereinbarung ein gute Grundlage für Entscheidungen und sie erleichtert das Handeln.

5.4 Von der Problemsicht zur Lösungsorientierung

In Seminaren zum lösungsorientierten Umgang mit Suchtproblemen am Arbeitsplatz wird immer wieder deutlich, dass es hilfreich ist, sich die Kommunikationsstrukturen zwischen den Vorgesetzten und den alkoholgefährdeten Mitarbeitern genauer anzusehen. Dafür bietet sich in hervorragender Weise die von dem kanadischen Arzt Eric Berne entwickelte Transaktions-Analyse (TA) an. Mit Hilfe dieser Methode kann man sich selbst differenzierter kennen lernen und mit anderen bewusster kommunizieren. Außerdem ist die TA durch die Anwendung bei anderen Fort- und Ausbildungskonzepten in Unternehmen, z. B. zum Thema Kommunikation, Vertrieb, Teamentwicklung und Organisationsberatung, meistens bekannt und insofern für viele leicht nachvollziehbar.

Kommunikationsebenen

Die TA geht von drei Ich-Zuständen aus: Das Eltern-Ich (EL), das Erwachsenen-Ich (ER) und das Kind-Ich (K). Gemäß den Annahmen und Erklärungen der TA handelt es sich um in sich geschlossene Ebenen der Wahrnehmung, des Denkens und Handelns, die jedoch jederzeit gewechselt werden können. Das Individuum bestimmt, auf welcher Ebene es jeweils mit einem anderen Individuum kommuniziert.

Das Eltern-Ich (EL) repräsentiert unsere Erziehung, die Botschaften der Eltern, Verhaltensweisen, die wir von Vorbildern übernommen haben. Typische Äußerungen des Eltern-Ich sind: „Aus dir wird nichts“, „Nur wer hier etwas leistet, hat eine Chance“, „Hängen Sie hier nicht so herum, reißen Sie sich doch zusammen“, „Du wirst schon noch sehen, wohin das führt“. Neben dem kritisierenden, bestrafenden Eltern-Ich gibt es auch noch ein fürsorgliches, behütendes Eltern-Ich, das sich folgendermaßen artikuliert: „Wir schaffen das schon“, „Auf meine Jungs lasse ich nichts kommen“, „Ich lasse Sie nicht hängen, egal was passiert“.

Das Erwachsenen-Ich (ER) repräsentiert den Teil in uns, der realitätsbewusst, logisch, nüchtern und zielorientiert ist. Er analysiert Situationen und trifft notwendige Entscheidungen. Dieser Teil nimmt die Stimmen aus dem Eltern-Ich und dem Kind-Ich wahr, ordnet sie ein und berücksichtigt sie bei seinen Entscheidungen. Ebenso kann dieser Teil beurteilen, auf welcher inneren Ebene der andere Gesprächspartner gerade kommuniziert.

Das Kind-Ich (K) kann aus den Anteilen freies, kreatives oder angepasstes, rebellisches Kind bestehen. Das freie, kreative Kind lebt Begeisterung (z. B. im Sport, Hobbys etc.), Neugierde, aber auch Trauer, Ärger, Wut usw. aus. Das angepasste oder rebellische Kind verhält sich immer in Abhängigkeit zu seinen Kommunikationspartnern. Entweder verhält es sich gehorsam, hat Angst vor Liebesentzug und will nicht auffallen oder es reagiert mit Trotz. Es übernimmt keine Verantwortung für seine Handlungen und Entscheidungen.

Im Gespräch mit alkoholgefährdeten Mitarbeitern stellt sich oft die Situation ein, dass der Vorgesetzte im Eltern-Ich mit dem Abhängigen spricht, der dann die Rolle des angepassten Kindes einnimmt: „Ja, Chef, Sie haben Recht. Das wird nie wieder vorkommen.“

Kommunikationsebenen

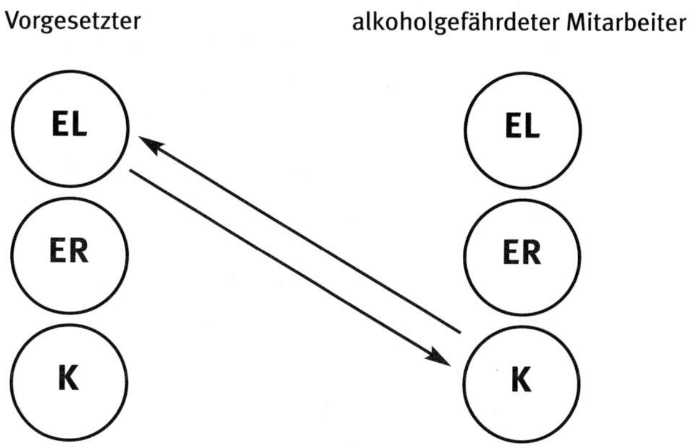

EL = Eltern-Ich
ER = Erwachsenen-Ich
K = Kind-Ich

Oder der Abhängige stellt sich als krank, schwach und unfähig zur Veränderung dar, geht auf die Kind-Ebene und lädt den Vorgesetzten ein, auf die Eltern-Ebene zu gehen und sich väterlich, beschützend zu verhalten. Im Verlauf eines Gespräches können die Ebenen auch wechseln.

Beispiel:

Herr W., Abteilungsleiter, beobachtet seit einiger Zeit, dass die Sachbearbeiterin Frau S. Vorgänge nicht mehr termingerecht abgibt. Ihre Kurzfehltage sind auf 49 in den letzten zwölf Monaten angestiegen. Kolleginnen haben mitgeteilt, dass Frau S. seit der Trennung von ihrem Mann vor drei Jahren alleine lebt und unter dem Geschehenen noch sehr leidet. Gleichwohl reagieren auch sie schon aggressiv, wenn Frau S. mal wieder fehlt. Im Rahmen einer Betriebsfeier vor sechs Monaten war Frau S. ziemlich betrunken, so daß sie von einer Kollegin nach Hause gebracht werden musste. Herr W. hat in der letzten Zeit häufiger eine Fahne gerochen, war sich aber nicht ganz sicher. Vor zehn Tagen hat Frau S. sich ziemlich lautstark darüber beschwert, dass sie zu viel arbeiten müsste und die schwierigsten Vorgänge auf ihrem Schreibtisch hätte. Herr W. hat sich ein Herz genommen und mit Frau S. einen Gesprächstermin vereinbart.

Nach der Begrüßung kommt Herr W. zum Thema:

Herr W.:
„Frau S., ich habe in der letzten Zeit beobachtet, dass Sie in Ihrer Arbeitsleistung nachgelassen haben. Sie gehörten bis vor ca. einem Jahr zu den Spitzenkräften unserer Abteilung. Und nun haben Sie auch noch mehr Kurzfehltage. Was ist mit Ihnen los? Haben Sie eine Erklärung?"
(W. beginnt den Gesprächsverlauf auf der ER-Ebene)

Frau S.:
„Jahrelang haben Sie meine guten Leistungen nicht gewürdigt, das war alles selbstverständlich. Nun bin ich mal ein bisschen schlechter und schon stellen Sie mich als faul und arbeitsscheu hin."
(Sie reagiert als trotziges Kind auf der K-Ebene)

Herr W.:
„Frau S., ich rede mit Ihnen, weil ich Ihre Arbeit schätze und möchte, dass Sie wieder Ihre frühere Leistungshöhe erreichen. Ich glaube, dass Ihre Probleme alkoholbedingt sind und dagegen sollten Sie etwas tun."
(ER-Ebene)

Frau S.:
„Jetzt gehen Sie aber wirklich zu weit. Das lass' ich nicht auf mir sitzen. Ich habe auch nichts anderes von Ihnen erwartet. Für Sie zählt ja sowieso nur Leistung. Wie es in einem aussieht, das interessiert Sie ja nicht. Kein Mensch fragt nach mir, jeden Abend sitze ich alleine zu Hause und die Firma ist das einzige, was mir noch geblieben ist. Und jetzt geht es mir hier wie mit meinem Mann, kaum kann man nicht mehr, wird man ausgetauscht." Sie beginnt zu weinen.
(K-Ebene)

Herr W.:
„Frau S., ich wollte Ihnen nicht wehtun. Vielleicht bin ich auch etwas unsensibel in das Gespräch eingestiegen. Ich habe es doch immer nur gut mit Ihnen gemeint und ich weiß, wie schwer Sie es zurzeit haben."
(Herr W. wechselt von der ER-Ebene in die El-Ebene)

Frau S. legt, nachdem sie sich wieder etwas gefasst hat, die Hand auf den Unterarm von Herrn W.:
„Ich habe großes Vertrauen zu Ihnen. Ich wusste, dass Sie mich nicht einfach hängen lassen. Und ich verspreche Ihnen, dass Sie sich in Zukunft wieder voll auf mich verlassen können."
(K-Ebene)

Frau S. steht auf und gibt Herrn W. die Hand, hält sie auch etwas fest, als Herr W. (mit etwas Unbehagen) sagt:
„Frau S., ich bin noch misstrauisch – ich hoffe nur, dass Sie das schaffen."

Wenn Herr W. sich bei dem nächsten Gespräch mit Frau S. wieder einladen lässt, eine väterliche Haltung einzunehmen und bereit ist, entstandene Schwierigkeiten auszuräumen, dann entwickelt sich eine stabile Kommunikationsachse. Sie kann jahrelang aufrechterhalten werden, aber sie führt zu keinen Veränderungen in der gewünschten Richtung.

Drama-Dreieck

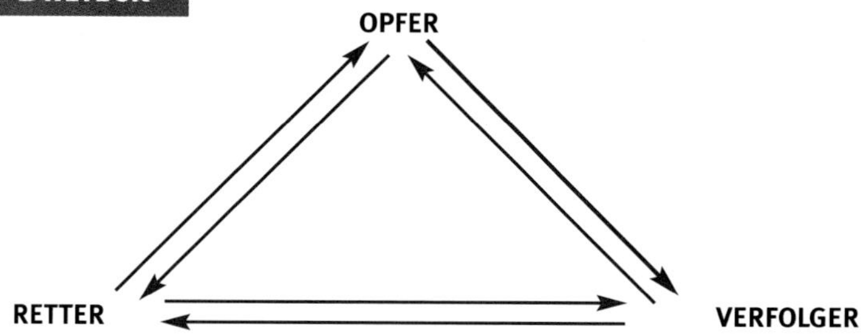

Diese Situation lässt sich auch mit dem Bild des „Dramadreiecks“ erklären. Es macht deutlich, dass – ähnlich wie in einem Schauspiel – die Personen nach einem inneren Drehbuch handeln und bestimmte Rollen immer wieder spielen.

In der Theorie des „Dramadreiecks“ wird davon ausgegangen, dass in Konfliktsituationen die beteiligten Personen eine von drei vorgegebenen Rollen einnehmen.

Das Opfer

Das Opfer ist die Person, der etwas vorgeworfen wird, die für etwas verantwortlich gemacht werden soll oder für andere etwas erleiden muss.

Es gibt aber auch die andere Form, die insbesondere bei Suchtkranken häufig vorkommt: Jemand fühlt sich als Opfer und sieht in allen Personen entweder Verfolger oder Retter. Sich als Opfer fühlen heißt hierbei, sich auf der Kind-Ebene zu befinden und die anderen dafür verantwortlich zu machen, dass es einem so schlecht geht. Ein Mensch in der Rolle des Opfers bringt seine Mitmenschen dazu, auf ihn mit einer hohen Intensität und Aufmerksamkeit einzugehen. Das Opfer lädt andere dazu ein, Retter zu sein und Verantwortung für es zu übernehmen.

Der Retter

Der Retter ist häufig die Person, die in dem Opfer-Täter-Spiel die aktive Rolle und damit die gesamte Verantwortung für die Lösung des Problems übernimmt. Man kann zwischen verschiedenen Retter-Typen unterscheiden:

- Der „Wo ist das nächste Opfer?"-Retter:
  Dieser sucht quasi die Opfer, um sich selbst immer wieder in der Retterrolle sehen zu können. Er schafft vielleicht sogar selbst Opfer, um diese dann anschließend retten zu können. Häufig empfindet ein Retter sogar Genugtuung. Die Botschaft, der Einzige zu sein, der hier das Problem lösen kann, vermittelt ein Gefühl von Stärke und Unentbehrlichkeit. In der therapeutischen Terminologie spricht man hier von narzisstischem Gewinn, den jemand einfährt, wenn er sich immer größer und besser als der andere sehen kann. Ein Suchthelfer, der mit dieser Haltung alle Abhängigen aufspürte und retten wollte, wurde in einem Unternehmen als „Der Greifer" bezeichnet.

- Der leidende Retter:
  Er leidet unter seiner Rolle, immer wieder andere retten zu müssen. Er sieht für sich aber keinen Ausweg, diese Rolle verlassen zu können. Immer dann, wenn er sich wieder mal etwas mehr für das „Nicht-mehr-retten-wollen" entschieden hat, passiert etwas für ihn Schlimmes. Häufig kann man nach einiger Zeit nicht mehr erkennen, wer Retter oder Opfer ist. Der Retter wird selbst zum Opfer. Vor allem dann, wenn das Opfer die Verfolgerrolle einnimmt und den Retter z. B. nachts anruft, um ihm sein Leid zu klagen oder sich zu beschweren, dass man zu hart mit ihm umgehe.

Der Verfolger

Er ist in dem Dreieck derjenige, der das Opfer bestraft. Häufig passiert folgendes: Wir haben zunächst ein Opfer, das gerettet werden will. Es findet sich auch ein Retter, der bereitwillig hilft. Das Opfer sagt, das ist aber nicht die Art von Hilfe, die ich haben will und verfolgt auf einmal den Retter mit seinen Wünschen nach „richtiger" Hilfe. Oder: Der Retter verfolgt das Opfer, weil es seine Hilfe nicht annimmt.

Betrachtet man das Gespräch von Herrn W. mit Frau S. noch einmal unter Berücksichtigung des Dramadreiecks, so stellt es sich folgendermaßen dar: Herr W. fängt in der Rolle des Vorgesetzten an, Frau S. antwortet als Opfer und lädt damit Herrn W. ein, sie zu retten. Er nimmt die Einladung an, nachdem ihn Frau S. als Verfolger hingestellt hat und übernimmt die Retterrolle. Von nun an können sich beide lange Zeit in den Rollen des Dramadreiecks bewegen. Das Problemverhalten ändert sich dadurch jedoch nicht. Der Vorgesetzte nimmt mehr und mehr die Rolle des väterlichen „Beschützers“ an (Retterrolle) und Frau S. die Opferrolle oder Verfolgerrolle, falls Herr W. nicht mehr Retter sein möchte.

Das Wesentliche an dem Dramadreieck ist, dass sich laufend die Rollen verändern: Während jemand kurz vorher noch Opfer war, kann er augenblicklich zum Retter des vermeintlichen Retters oder auch zu dessen Verfolger werden. Häufig ist in diesem rasenden Rollenwechsel nicht mehr klar, wer eigentlich für was verantwortlich ist. Es entwickelt sich ein so genanntes Problemgewebe, das sich für den Außenstehenden sehr verwirrend darstellt.

Ausstieg aus dem Drama-Dreieck

Alle Personen im Dreieck profitieren voneinander und beuten sich gegenseitig aus. Die einzige Lösung liegt im Ausstieg aus diesem System. Ausstieg heißt: Ich nehme die Einladung des anderen, mich in einer bestimmten Weise zu verhalten, nicht mehr an. Ich entscheide mich, etwas zu verändern. Dabei geht es nicht darum, gleich alles anders zu machen, sondern sich seiner Rolle bewusst zu werden und zunächst die Aspekte an der Rolle zu verändern, die am leichtesten veränderbar erscheinen. Dann verändern sich die gesamten Muster der Kommunikation. Der häufigste Irrtum bei Veränderung ist allerdings, von sich selbst zu fordern: Ich muss sofort auf einmal alles anders machen!

Veränderungen geschehen durch kleine, aber bewusste Änderungen im Verhaltensmuster, indem man dem betroffenen Mitarbeiter z. B. deutlich sagt, dass er Verantwortung für bestimmte Verhaltensweisen zu tragen hat oder dass es jetzt hier um ihn geht und nicht um die anderen. Jeder kann nur für sich selbst entscheiden, welche kleine Veränderung er vornehmen will.

Um noch einmal auf das Gesprächsbeispiel zurückzukommen:

- Wenn Herr W. die Einladung, sich als Retter zu verhalten, nicht annimmt, beginnt er mit Veränderungen.
- Wenn Herr W. seine Rolle als Vorgesetzter einnimmt, indem er einerseits das Problem von Frau S. sieht, aber gleichzeitig ihr Fehlverhalten anspricht, sie auf die möglichen Konsequenzen hinweist und Hilfe anbietet, dann schützt er sich vor dem Einstieg ins Dramadreieck.

- Wenn Herr W. das Opferverhalten erkennen und der damit verbundenen Einladung widerstehen kann, hat er eine Chance, das alte Verhalten zu durchkreuzen und Türen für eine neue Lösung zu öffnen.

Natürlich wird Frau S. darüber nicht erfreut sein und sich gegen Veränderungen wehren. Die Verhaltensveränderung des Vorgesetzten und die damit verbundene Wirkung auf Frau S. bieten jedoch eine Chance für Suchprozesse, die zum Ausstieg aus dem Dramadreieck führen.

Im Gespräch könnte das etwa so aussehen:

Herr W.:
„Ich stelle fest, dass Sie Probleme haben. Andererseits haben Sie jedoch einen Arbeitsvertrag unterschrieben, den Sie nicht erfüllen. Ich vermute, dass Ihre Probleme alkoholbedingt sind und unterstütze Sie gerne bei der Lösung Ihres Problems, erwarte jedoch, dass Sie die Pflichtverletzungen abstellen. Wenn Sie auf dieses Angebot eingehen können, werden wir gemeinsam eine Lösung finden. Wenn nicht, werden wir Ihre arbeitsrechtlichen Pflichtverletzungen abmahnen."

Bewusst eingesetzt bietet das Durchkreuzen alten Verhaltens die Chance, aus verfahrenen Problemsituationen und eskalierenden Gesprächsabläufen auszusteigen und zu konstruktiven Lösungen zu kommen. Dies ist nicht leicht, aber letztendlich eine qualitative Veränderung, die zu einem Fortschritt führt.

Vorgesetzte, Personalleiter usw. sollten die Einladung des Mitarbeiters nicht annehmen, sich als Retter zu verhalten. Sie sollten dieses Vorhaben durchkreuzen, indem sie in die Erwachsenen-Position gehen und sich und dem anderen klar machen, welche Aufgabe jeder hat.

Die eigene betrieblich definierte Rolle annehmen führt zu konstruktiven Lösungen. Im Dramadreieck übernimmt man Rollen und Aufgaben, die nicht zu den betrieblich definierten Aufgaben gehören. Dadurch wird die Beziehungsstruktur unklar. Im Umgang mit Gefährdeten und Abhängigen ist Klarheit im Aufzeigen von Grenzen ein wesentliches Element zum Gewinnen der Einsicht, dass es so nicht mehr weitergehen kann.

Grundregeln

Klarheit wird gewahrt, wenn sich die Führungskraft die eigentlichen Aufgaben nicht aus der Hand nehmen lässt und folgende Grundregeln beachtet:

- Die Basis des Vorgehens ist der Arbeits-, Dienst oder Ausbildungsvertrag, in dem sich der Arbeitnehmer verpflichtet, dem Arbeitgeber gesund und leistungsfähig zur Verfügung zu stehen und die bestehende Arbeitsordnung einzuhalten. Der Arbeitgeber wiederum ist aus seiner Fürsorgepflicht heraus verpflichtet, für die Arbeitssicherheit zu sorgen und Schaden vom Arbeitnehmer abzuwenden.
- Ausgangspunkt von Interventionsmaßnahmen sind daher arbeitsvertragliche Pflichtverletzungen, die im Zusammenhang mit dem Konsum, Missbrauch von Alkohol, Medikamenten oder Drogen stehen. Der betroffene Mitarbeiter bekommt die Auflage, die Pflichtverletzungen abzustellen. Hierfür werden ihm Hilfestellungen von internen und externen Fachkräften zur Lösung seines Problems angeboten.
- Wenn die arbeitsvertraglichen Pflichtverletzungen fortbestehen, werden weitere arbeitsrechtliche Schritte eingeleitet und die Hilfsangebote erneuert. (Die einzelnen Hilfsangebote werden in einem späteren Kapitel beschrieben.)

Bei dieser Vorgehensweise ist die Rollen- und Aufgabenverteilung klar: Der Vorgesetzte wird seiner Führungsaufgabe gerecht, die Grenzen betrieblicher Hilfe werden aufgezeigt, die Verantwortung für die Rehabilitation bleibt bei dem betroffenen Mitarbeiter und die Freiwilligkeit der Annahme von Hilfsangeboten ist gewahrt.

6 Das lösungsorientierte Mitarbeitergespräch

Dreh- und Angelpunkt der Hilfe am Arbeitsplatz ist das Mitarbeitergespräch. Je frühzeitiger und direkter es geführt wird, desto besser ist es für alle Beteiligten.

6.1 Gesprächsvorbereitung

In den vorhergehenden Kapiteln ist deutlich geworden, dass es nicht einfach ist, ein Gespräch mit einem gefährdeten oder abhängigen Mitarbeiter zu führen. Deshalb bedarf es einer guten Vorbereitung, damit man nicht in einer so genannten Problemtrance versinkt und sein Ziel aus den Augen verliert oder in einer Sackgasse endet. Hinzu kommt, dass unvorbereitete Gespräche meist länger dauern als notwendig. Häufig auch deshalb, weil man sich vorher nicht klar darüber geworden ist, was eigentlich das Ziel der Unterredung ist. Für Gespräche, die man häufig führt, hat man in der Regel über die Jahre ein inneres Schema zur Vorbereitung entwickelt. Bei Gesprächen jedoch, die man seltener führt und in denen man unangenehme Sachverhalte mitteilen muss, besteht die Gefahr, dass sie bei ungenügender Vorbereitung wenig erfolgreich verlaufen.

Erstens fehlt die Übung, die Routine, weil wahrscheinlich jeder versuchen wird, unangenehme Gespräche so selten wie möglich zu führen. Vor allem, wenn es sich bei den Inhalten um persönliche Angelegenheiten handelt.

Zweitens spielen die Phantasien und Vorstellungen, wie der andere auf diese Mitteilung reagieren könnte, z. B. beleidigt, aggressiv, ablehnend etc., eine große Rolle. So will der Vorgesetzte oder der Betriebsrat z. B. ein Gespräch mit einem alkoholgefährdeten Mitarbeiter führen und ihn direkt darauf ansprechen, dass er bei ihm Probleme im Umgang mit Alkohol vermutet. Gleichzeitig befürchten die Führungskraft oder der Betriebsrat jedoch, dass der Mitarbeiter ihnen das sehr übel nehmen wird, weil es aus seiner Sicht ein gravierender Vorwurf ist und das Trinken zudem seine Privatsache sei.

Entscheidet man sich dennoch für das Gespräch, wird man sicher versuchen, alles zu tun, damit der Mitarbeiter es nicht übel nimmt, sondern versteht, dass man ihm nur helfen will. Deshalb spricht man dann z. B. besonders vorsichtig und leise, so daß der unangenehme Inhalt nicht zu laut und deutlich beim anderen ankommt, oder man tritt besonders resolut auf. Eine weitere Variante: Man trägt dem anderen die Reaktion schon an, indem man sagt: „Ich möchte Sie damit keinesfalls beleidigen oder angreifen."

Durch diese Botschaften wird der Gesprächspartner aber geradezu eingeladen, sich so zu verhalten, wie man es befürchtet. Er empfindet diese Aussagen vielleicht als wenig aussagekräftig oder als übertriebenen Vorwurf. Man selbst reagiert darauf dann enttäuscht: „Ich habe es doch gewusst, dass dies so kommen wird", und wird solchen Gesprächen weiter aus dem Weg gehen. Man kann diese Situationen jedoch auch als Herausforderung sehen, die eigenen Fähigkeiten und Kenntnisse zur Gestaltung eines erfolgreichen Gespräches weiter zu entwickeln und erfolgreich zu nutzen.

Nehmen Sie Ihre Befürchtungen ernst und sprechen Sie sie direkt aus. Ehrlichkeit hat etwas Entwaffnendes.

Teilt man seinem Gesprächspartner die eigenen Befürchtungen offen und direkt mit und erlaubt es ihm beleidigt, aggressiv etc. zu reagieren, passiert oft etwas ganz anderes. Eine mögliche Formulierung für die Eröffnung des Gespräches ist: „Vielleicht nehmen Sie mir das, was ich Ihnen heute zu sagen habe, sehr übel und erleben es auch als einen Eingriff in Ihre Privatsphäre. Mir ist es jedoch sehr wichtig, mit Ihnen darüber zu sprechen, weil Ihr Verhalten direkte Auswirkungen auf die Arbeitsleistung und das Arbeitsergebnis hat, und ich mir Sorgen um Sie mache."

Wahrscheinlich wird der Mitarbeiter anders als erwartet reagieren. Vor allem muss er sich eine neue Gesprächsstrategie überlegen. Er ist vermutlich verunsichert und persönlich berührt und so eher zur Kooperation bereit. Versucht man Emotionen beim Gegenüber durch entsprechende Reaktionen zu verhindern, gibt man leicht die Gesprächsführung an das „Opfer" ab. Man fängt klar an, vielleicht ein wenig konfrontativer als üblich und verlässt diesen Gesprächsstil sofort, wenn der Gesprächspartner wütend wird oder weint.

Es wurde bereits darauf hingeweisen: Man kann einen anderen Menschen nicht gegen seinen Willen und vor allem nicht gegen seine inneren Bilder, Werte und Vorstellungen verändern. Das gilt auch für Reaktionen und Empfindungen auf Verhaltensweisen des Umfeldes. So wie der gefährdete oder abhängige Mitarbeiter lernen muss, Verantwortung für seine Verhaltensweisen wieder zu übernehmen, so muss das Umfeld lernen, ihm diese Verantwortung zu belassen und nur die Verantwortung für die eigene Reaktionen und Emotionen zu übernehmen. Je klarer man selbst zu seinen eigenen Reaktionen und Emotionen steht, desto größer ist die Chance für ein klares Gespräch!

Eine gute Gesprächsvorbereitung hilft, sich über die eigenen Ziele, Wünsche, Befürchtungen und Inhalte des Gesprächs bewusst zu werden, um auch auf der Gefühlsebene klar in das Gespräch gehen zu können.

Folgendes Schema dient der Gesprächsvorbereitung:

Schema zur Gesprächsvorbereitung

1. **Was ist Ihr Ziel für dieses Gespräch?**

   Kurzfristig

   Langfristig

2. **Welche Verhaltensweisen/Vorfälle bereiten Ihnen Sorgen oder geben Anlass zur Beanstandung?**

   ⇨ Fehlzeiten

   ⇨ Leistung

   ⇨ Verhalten

   ⇨ Sonstiges

3. **Wie soll sich der Mitarbeiter zukünftig verhalten? Was sind Ihre Erwartungen?**

4. **Welche internen und externen Hilfsangebote können Sie dem Mitarbeiter machen?**

5. **Welche Konsequenzen hat es, wenn der Mitarbeiter sein Verhalten nicht verändert?**

6. **Welche Vereinbarung soll mit dem Mitarbeiter zum Abschluss des Gespräches getroffen werden?**

7. **Welche innere Einstellung hilft Ihnen, um klar in das Gespräch gehen zu können?**

Zu 1.: Was ist Ihr Ziel für dieses Gespräch?

Das Ziel gibt die Richtung an, in die das Gespräch gehen soll und hilft so, die Gesprächsführung zu behalten. Gleichzeitig bieten klar formulierte Ziele die Möglichkeit, den Erfolg des Gespräches messen zu können. Wenn ich nicht weiß, was ich erreichen will, kann ich auch nicht überprüfen, ob ich es geschafft habe. Und aus der Motivationsforschung weiß man, dass Erfolgserlebnisse im täglichen Handeln wichtig sind und einen Anreiz zu weiterem Handeln darstellen.

Bei der Zielformulierung ist es wichtig, das Ziel nicht zu hoch zu setzen. Deshalb die Unterscheidung zwischen kurzfristigen und langfristigen Zielen. Mit dem kurzfristigen Ziel ist gemeint, was Sie in diesem einem Gespräch für sich erreichen wollen und können, z. B.: Ich will den Mitarbeiter klar auf seine arbeitsrechtlichen Verfehlungen hinweisen und ihm meinen Verdacht in Bezug auf seinen Umgang mit Alkohol mitteilen. Langfristige Ziele können z. B. sein: Ich will den Arbeitsplatz des Mitarbeiters erhalten. Ich will ihn motivieren aktiv zu werden und Hilfen in Anspruch zu nehmen.

Gerade bei Gesprächen mit abhängigen Mitarbeitern setzt man das eigene Ziel oft zu hoch und bezogen auf die Erreichbarkeit zu kurzfristig an. In Seminaren wird häufig das Ziel genannt: „Ich möchte, dass der Mitarbeiter aufhört zu trinken oder einsieht, dass er ein Alkoholproblem hat.“ Als kurzfristiges Ziel ist diese Erwartung eindeutig zu groß. Außerdem kann das Ziel nur erreicht werden, wenn der Mitarbeiter sich auch für dieses Ziel entscheidet. Wenn man das Ziel so formuliert, macht man sich zudem in der Zielerreichung abhängig von dem Verhalten des Abhängigen.

Mit der folgenden Zielformulierung erhöht der Vorgesetzte die Chance, das Gespräch für sich erfolgreich abschließen zu können: Ich werde dem Mitarbeiter durch mein konsequentes Verhalten immer wieder deutlich machen, daß er arbeitsvertragliche Pflichten verletzt, weil er aus meiner Sicht höchstwahrscheinlich ein Alkoholproblem hat und noch nichts dagegen tut.

Bei der Gesprächsvorbereitung kommt es darauf an, sich Ziele vorzunehmen, die man unabhängig vom Gesprächspartner erreichen kann. Wenn es dann noch gelingt, diese Ziele positiv zu formulieren, steigt die Chance nochmals, dass man sie auch erreicht.

Je klarer man bei der Gesprächsdurchführung das eigene Ziel vor Augen hat, umso flexibler kann man auf den Gesprächspartner eingehen. Das klar formulierte Ziel hilft, den roten Faden innerhalb des Gespräches nicht zu verlieren und auch dem Gesprächspartner zuhören und dessen Ziel erkennen zu können.

Bereits bei der Zielformulierung werden die Weichen für ein erfolgreiches Gespräch gestellt.

Zu 2.: Welche Verhaltensweisen/Vorfälle bereiten Ihnen Sorgen oder geben Anlass zur Beanstandung?

Ausgangspunkt des Gespräches sind arbeitsvertragliche Pflichtverletzungen, die den Verdacht nahe legen, dass ein Suchtproblem besteht. Sie können im Bereich Fehlzeiten, Leistung, Verhalten oder Arbeitssicherheit liegen (siehe Kapitel 4).

Damit im Arbeitsalltag die Auffälligkeiten nicht verloren gehen empfiehlt es sich, den Mitarbeiter genau zu beobachten und Pflichtverletzungen zu notieren, damit diese zum Zeitpunkt des Gespräches auch genau benannt werden können. Bei gravierenden Verstößen, z. B. im Bereich Arbeitssicherheit, muss der Vorgesetzte hingegen sofort handeln (siehe Kapitel 3). Je klarer der Gesprächsführende arbeitsvertragliche Pflichtverletzungen benennen kann, desto weniger kann der Betroffene vom Thema ablenken.

Zu 3.: Wie soll sich der Mitarbeiter zukünftig verhalten? Was sind Ihre Erwartungen?

Die Erwartungen an den Mitarbeiter sind so konkret wie möglich zu formulieren. Je klarer formuliert wird, welche Verhaltensänderungen erwartet werden, desto leichter ist es, zu überprüfen, ob diese Erwartungen auch erfüllt werden. Beispiele für konkrete Zielvereinbarungen sind:

- Ich erwarte pünktliches Erscheinen am Arbeitsplatz.
- Bei Erkrankung melden Sie sich zukünftig persönlich bei mir bis spätestens 9.00 Uhr.
- Ich erwarte von Ihnen einen wöchentlichen Bericht über Ihr derzeitiges Projekt.

Zu 4.: Welche internen und externen Hilfsangebote können Sie dem Mitarbeiter machen?

Da die arbeitsvertraglichen Pflichtverletzungen im Zusammenhang mit einem Suchtproblem stehen, ist zu vermuten, dass der betroffene Mitarbeiter das gewünschte Verhalten nicht konstant zeigen kann, wenn er nichts an dem zugrundeliegenden Problem verändert. In der Vergangenheit hat der Mitarbeiter schon häufiger versucht, das Problem zu lösen – allerdings bisher ohne sichtbaren Erfolg. Es ist immer wieder zu Rückfällen gekommen, die bei dem Betroffenen mit Schamgefühlen und Tendenzen zur Selbstabwertung verbunden sind.

Eine Hürde bei der Inanspruchnahme von Hilfsangeboten besteht auch, weil es oft immer noch als Schwäche angesehen wird, sich für die Lösung von psychischen, emotionalen oder zwischenmenschlichen Problemen Hilfe zu holen. („Nein, so weit ist es bei mir wirklich noch nicht, was denken denn die anderen, wenn die erfahren, dass ich zur Sozialberatung oder einer anderen Beratungsstelle gehe. Andere schaffen es doch auch alleine.") Diesen Aspekt sollte man mit bedenken, wenn man betroffenen Mitarbeitern Hilfsangebote macht. Wenn man im Gespräch vermitteln kann, dass es ein Zeichen von Mut und Stärke ist, sich fachliche Unterstützung zu holen, fällt es sicher leichter, Hilfe anzunehmen. Es lohnt sich, sich einmal Gedanken darüber zu machen, wie man selbst über Beratung, Therapie und die Menschen, die „so etwas" in Anspruch nehmen, denkt.

Als interne Hilfsangebote können die betriebliche Sozialberatung, der Suchtkrankenhelfer, ein sozialer Ansprechpartner oder der Werksarzt genannt werden. Zu den externen Hilfsangeboten gehören z. B. Selbsthilfegruppen und Suchtberatungsstellen.

Zu 5.: Welche Konsequenzen hat es, wenn der Mitarbeiter sein Verhalten nicht verändert?

Ein wesentlicher und entscheidender Aspekt der Gesprächsführung ist die Ankündigung von Konsequenzen, wenn die arbeitsvertraglichen Pflichtverletzungen bestehen bleiben.

Jede Kritik und Drohung verliert nach einiger Zeit die Glaubwürdigkeit, wenn sie keine Folgen haben. Deshalb ist es wichtig, sich und dem anderen klar zu machen, welche Konsequenzen es hat, wenn er sein Verhalten nicht verändert. Die Konsequenzen sind dem Maß der Pflichtverletzungen anzupassen und mit der Zeit zu steigern. Manchmal droht man im Eifer des Gefechtes Dinge an, die man später nicht umsetzen will oder kann.

Es ist wichtig, immer nur Konsequenzen anzukündigen oder anzudrohen, die man auf der Handlungsebene umsetzen kann. Manchmal können weniger einschneidende Konsequenzen, die auf der Handlungsebene aber konsequent umgesetzt werden, mehr bewirken als schwer wiegende Drohungen. Es ist sinnvoll, einen Handlungsrahmen mit möglichen, auch arbeitsrechtlich abgesicherten Interventionsschritten in einer Betriebsvereinbarung festzulegen.

Zu 6.: Welche Vereinbarung soll mit dem Mitarbeiter zum Abschluss des Gespräches getroffen werden?

Zu dem Gespräch gehört auch eine klare und für beide Seiten verbindliche Vereinbarung zum Abschluss des Gespräches. Diese Vereinbarung beinhaltet, was von dem Mitarbeiter bis wann erwartet wird und was passiert, wenn er dies nicht einhält. Auch hier gilt wieder der Grundsatz: weniger ist mehr. Die Vereinbarung sollte so gestaltet werden, dass die Einhaltung oder Übertretung auch gut zu überprüfen ist.

Zu 7.: Welche innere Einstellung hilft Ihnen, um klar in das Gespräch gehen zu können?

Diese Frage dient der inneren emotionalen Vorbereitung auf das Gespräch. Vor dem Gespräch ist es wichtig, sich bestehende Loyalitätskonflikte und Dilemmasituationen bewusst zu machen. Es gilt, eine klare Entscheidung zu treffen, welchen Auftrag man zum Zeitpunkt des Gesprächs erfüllen will. Eine hilfreiche innere Einstellung könnte z. B. sein: „Ich kann dem Mitarbeiter nur helfen, wenn ich konsequent bin, auch wenn der Mitarbeiter dies im Moment nicht so sieht."

Außerdem ist es wichtig, sich zu überlegen, wann und wo das Gespräch am besten stattfinden soll. So sollte ein Zeitpunkt gewählt werden, der für Sie als Gesprächsführender günstig ist und der ausreichend Zeit bietet. Ebenso sollte dieses Gespräch nicht zwischen Tür und Angel geführt werden, sondern an einem Ort, an dem man sich ungestört unterhalten kann. Darüber hinaus sollte man sich gegen äußere Störungen (Telefon etc.) abschirmen.

6.2 Gesprächsdurchführung

Bei der Durchführung des Gespräches liegt die Kunst darin, einerseits sachlich im Bereich der eigenen Rolle und Aufgabenstellung zu bleiben, andererseits aber auch emotionale und soziale Gesichtspunkte zu berücksichtigen, das heißt, das richtige Maß zwischen Abgrenzung, Zuwendung und Verständnis zu finden. Das mag auf den ersten Blick wie ein Widerspruch klingen – entweder wende ich mich zu oder grenze mich ab. Aber: Man kann den Standpunkt und die Sichtweise eines anderen als dessen ganz persönliche Wahrheit stehen lassen und seine eigene Wahrnehmung dem gegenüberstellen. Sie wenden sich dem Mitarbeiter zu, indem sie seine Probleme, Ängste und seine Sichtweisen verstehen, und Sie grenzen sich gleichzeitig ab, indem Sie manche Dinge nicht so sehen müssen wie er oder ihm nicht die Verantwortung für sein Handeln abnehmen.

Die Wertschätzung des anderen drückt sich darin aus, dass man ihm das Recht einräumt, einen anderen Standpunkt und eine andere Sichtweise zu haben. Ist ein Kritik- bzw. Konfrontationsgespräch von Wertschätzung geprägt, fällt es dem Gegenüber meist leichter, zuzuhören und auf die Wünsche des Gesprächspartners einzugehen.

Viele Gespräche, vor allem eher unangenehme, sind dadurch gekennzeichnet, dass man sie möglichst schnell und konfliktfrei hinter sich bringen will oder bereits im Vorfeld ärgerlich darüber ist, dass man durch das Verhalten des anderen in diese Situation gebracht wurde. Erfolgreicher verlaufen Gespräche mit der Einstellung: Ich gebe dem anderen eine Entwicklungschance, indem ich ihm eine klare Rückmeldung über Verhaltensweisen gebe, mit denen er sich selbst auf Dauer schädigt und seinen Arbeitsplatz gefährdet.

Das Gespräch zwischen Vorgesetztem und Mitarbeiter kann man als ein Feedback-Gespräch sehen. Insofern ist es hilfreich für den Gesprächserfolg einige Feedback-Regeln zu berücksichtigen (siehe Seite 66).

6.3 Hinweise für eine lösungsorientierte Gesprächsführung

Das *Wie* der Gesprächsdurchführung ist für ein erfolgreiches Gespräch meist entscheidender als das *Was*.

Im Folgenden sind wichtige Punkte für eine erfolgreiche und lösungsorientierte Gesprächsführung kurz zusammengefasst. Sie sind als eine Auswahl zu verstehen. Sie können sich die Punkte herausgreifen, die für Sie passend sind.

Feed-back-Regeln

Ich bin o.k. – Du bist o.k.

Rückmeldungen über bestimmte Verhaltensweisen sind eine Beschreibung darüber, wie das Verhalten eines Mitarbeiters von seinem Umfeld, seinem Vorgesetzten, seinen Kollegen etc. wahrgenommen wird. Sie enthalten eine Aussage darüber, was das Umfeld von dem Betreffenden erwartet. Dieser Rückmeldung liegt ein Menschenbild zugrunde, das besagt, dass jeder Mensch – so wie er ist – o.k. ist. Das Zusammenarbeiten und Zusammenleben erfordert jedoch das Einhalten bestimmter Regeln und Absprachen. Diese werden mit dem Mitarbeiter besprochen.

Beschreiben, nicht bewerten

Wer Rückmeldungen gibt, beschreibt seine Wahrnehmungen und Beobachtungen – das, was ihm am anderen aufgefallen ist. Und er beschreibt, was diese Beobachtungen bei ihm selbst auslöst: Fragen, Überlegungen, Gefühle. Er macht keine Vorwürfe, sondern formuliert seinen Wunsch nach Veränderung. Vorwürfe kann man auch als verunglückte Wünsche verstehen.

Immer zuerst positive Rückmeldungen geben

Mitarbeiter mit einer Suchtproblematik verfügen meist über ein schwaches Selbstwertgefühl und neigen zu einem Entweder-Oder-Denken. Insofern ist es hilfreich, vor der Kritik zu erwähnen, was man an dem Mitarbeiter geschätzt hat oder noch schätzt, bevor man zu den kritischen Rückmeldungen kommt. Positive Aspekte signalisieren dem Gesprächspartner, dass er geschätzt wird und die Kritik sich nicht gegen seine gesamte Person richtet, sondern lediglich gegen einige Aspekte seines Verhaltens. Sie helfen ihm, Kritisches akzeptieren und „verdauen" zu können.

Möglichst konkrete Rückmeldungen geben

Mit allgemeinen Aussagen und Beschreibungen kann der Gesprächspartner nichts anfangen. Rückmeldungen sollten konkret und nachvollziehbar sein. Am besten sind konkrete Beispiele aus der gemeinsamen Arbeit: „Am 5. August haben Sie sich erst fünf Stunden nach Arbeitsbeginn krankgemeldet. Wir mussten den ganzen Einsatzplan umstellen und wussten nicht, wie es am nächsten Tag weitergehen sollte."

Rückmeldungen sind Lernchancen

Rückmeldungen sind dazu gedacht, dass der andere daraus lernen kann, d. h., Sie teilen ihm auch mit, wie er sich aus Ihrer Sicht positiv verändern könnte und woran Sie das merken würden.

Jeder spricht für sich selbst

Sprechen Sie per „ich" und nicht per „man". Stehen Sie zu dem, was Sie wahrnehmen, meinen, wünschen und übernehmen Sie Verantwortung für Ihr Handeln. Dies dient dem anderen als Vorbild.

- **Achten Sie darauf, dass es Ihnen gut geht**

  Nur wenn es Ihnen persönlich gut geht und Sie sich wohl fühlen, können Sie ein gutes Gespräch führen. Wählen Sie also eine Sitzordnung oder Position, in der Sie sich wohl fühlen und Ihre Gesprächskompetenzen optimal nutzen können. Es geht Ihnen besser, wenn Sie dem anderen offen mitgeteilt haben, dass es Ihnen durchaus nicht leicht fällt, dieses Gespräch zu führen, und dass Sie Bedenken haben, falsch verstanden zu werden. Zur Erinnerung: „Ehrlichkeit hat etwas Entwaffnendes."

- **Schützen Sie sich gegen die Gefahr der Zielverschiebung**

  Sie müssen damit rechnen, dass der andere nicht von Ihrem Vorhaben erfreut sein wird. Er wird versuchen, Sie abzulenken, Sie auf eine andere Ebene zu bringen. Es ist Teil einer Abhängigkeitserkrankung, dass das Problem vom Betroffenen geleugnet und bagatellisiert wird.

  Aus dem Gespräch kann leicht ein verdeckter Machtkampf werden, wer denn nun die richtige Situationswahrnehmung hat. Lassen Sie sich nicht darauf ein. Behalten Sie Ihr Ziel im Auge und erlauben Sie Ihrem Gegenüber ein anderes Ziel zu haben.

  Lassen Sie keine Eskalation zu, wie z. B.:
  - *„Sie haben Alkoholprobleme."*
  - *„Nein, ich habe keine. Sie irren sich."*
  - *„Ich irre mich nicht!"*
  - *„Doch!" – „Nein!" – „Doch!" ...*

  Reagieren Sie mit folgender Formulierung:
  - *„Ob Sie Alkoholprobleme haben oder nicht, können Sie am besten selbst beurteilen. Ich möchte mit Ihnen über Ihre Fehlzeiten sprechen und was Sie tun können, um diese zu reduzieren."*

  Jeder hat das Recht auf seine ganz persönliche Wahrnehmung und Sichtweise. Vorgesetzte haben das Recht und auch die Pflicht, Pflichtverletzungen konsequent anzusprechen und zu sanktionieren.

- **Bleiben Sie bei Ihrer betrieblichen Rolle**

  Achten Sie darauf, dass Sie ihre betrieblich definierte Rolle nicht verlassen und zu jemanden werden, der Sie nicht sind. Der andere wird versuchen, Sie zu einem anderen zu machen, der ihm vielleicht nützlicher erscheint (Freund, Helfer, Retter, Beschützer, Vater, Mutter, älterer Bruder, große Schwester). Nehmen Sie diese Einladung nicht an. Falls Sie sie angenommen haben, machen Sie ihrem Gesprächspartner Ihr Dilemma klar und erlauben Sie sich, aus dieser Rolle wieder auszusteigen.

Machen Sie sich und Ihrem Gesprächspartner klar, dass Sie kein Berater oder Therapeut sind und zeigen Sie ihm Ihre Verantwortung als Führungskraft, aber auch Ihre Grenzen auf.

- **Senden Sie Ich-Botschaften**

Beschreiben Sie, was Sie bemerken und versuchen Sie nicht das Problem oder Verhalten des anderen zu analysieren oder zu interpretieren.

Die Bedeutung von Ich-Botschaften wurden schon bei den Feedback-Regeln erwähnt. Sie sind ein entscheidender Punkt für eine lösungsorientierte Gesprächsführung, daher hier noch einmal zur Erinnerung: Mit Ich-Botschaften dem anderen den eigenen Standpunkt, die eigene Sichtweise darlegen bedeutet, man übernimmt Verantwortung für eigene Aussagen und eigenes Handeln. Der Gesprächspartner erlebt ein klares Gegenüber.

Einige mögliche Formulierungen sind:
- *„Ich habe gehört, dass folgende Probleme aufgetaucht sind …"*
- *„Ich bekomme mehr und mehr Schwierigkeiten durch Ihr Verhalten."*
- *„Ich mache das so nicht mehr mit."*
- *„Ich glaube, dass Ihre Schwierigkeiten alkoholbedingt sind."*
  (Nicht: „Sie sind Alkoholiker.")

Wichtig ist: Die Kritik des Gespräches richtet sich gegen bestimmte Verhaltensweisen des Mitarbeiters und niemals gegen die Person. Es ist hilfreich, dies dem anderen deutlich zu sagen und nicht als Selbstverständlichkeit zu nehmen.

- **Achten Sie Ihren Gesprächspartner als erwachsenen Menschen**

Ihr Gegenüber ist ein erwachsener Mensch, der für sein Leben und seine Probleme selbst die Verantwortung trägt, auch wenn er aus vielen Gründen sich nicht anders verhalten oder entscheiden konnte. Probleme sind oft das Resultat einer Wahl, die jemand in seinem Lebens- und Beziehungskontext getroffen hat – auch wenn man als Außenstehender das häufig nicht verstehen kann. Vorgesetzte, Partner, Betriebs-/Personalrat können für einen Veränderungsprozess nur Hilfen anbieten und den Betroffenen bei den ersten Schritten begleiten. Den Schritt in eine Veränderung kann allerdings nur der Betroffene selbst machen.

Es besteht die Gefahr, dass Sie selbst zu einem Teil des Problems gemacht werden; deshalb denken Sie daran: *„Ich bin ich, und Du bist Du, ich löse meine Probleme und Du musst Deine lösen!“*

- **Machen Sie sich klar, dass Sie keine Kontrolle über den betroffenen Mitarbeiter besitzen**
  Das schwierigste im Umgang mit Abhängigen oder Gefährdeten ist zu akzeptieren, dass jeder für sich selbst entscheidet, was für ihn gut ist. Ratschläge und Appelle, „sich doch zusammenzureißen und weniger zu trinken“, „Vernunft anzunehmen“ bewirken in der Regel das Gegenteil. Der Abhängige geht meist in das Kind-Ich und übernimmt keine Verantwortung für sein Handeln oder sein Versagen. Deshalb ist es erfolgversprechender, den Mitarbeiter aufzufordern, Verantwortung für die Lösung seines Problems zu übernehmen und Hilfe in Anspruch zu nehmen.

Schließen Sie das Gespräch mit einer Zusammenfassung der wichtigsten Punkte, der Vereinbarung weiterer Maßnahmen, Termine und Konsequenzen sowie der Fixierung eines nächsten Gesprächstermins ab.

Die Hinweise zur lösungsorientierten Gesprächsführung sprechen direkt den Vorgesetzten an. Sie sind jedoch auch für alle anderen Beteiligten im Betrieb wie Personalleitung, Personal-/Betriebsräte, Suchtkrankenhelfer, Sozialberatung – mit Anpassung an die eigene Rolle – umsetzbar. Zu berücksichtigen ist dabei, dass man z. B. im Bereich der Konsequenzen immer nur solche ankündigen kann, zu deren Durchsetzung man im Rahmen der eigenen Kompetenzen auch autorisiert ist.

6.4 Veränderung des Gesprächs- und Führungsverhaltens als Prozess

Der Prozess der Veränderung, z. B. eine andere Strategie in der Gesprächsführung auszuprobieren, verläuft nicht linear. In der Therapie Alkoholabhängiger wird das Problem des Rückfalls in alte Verhaltensweisen und das Herauswachsen aus der Sucht mit einer Spirale erklärt. Neu an dieser Sichtweise ist, dass „Rückfälle" als Zeichen für einen Veränderungsprozess gedeutet und nicht mehr als Verlust der gesamten bisher erlernten Kompetenz gesehen werden. Damit wird ein produktiveres „Rückfallmanagement" in Richtung stetigem Ausstieg aus dem Suchtverhalten erreicht.

Dieses Veränderungsmodell lässt sich auch auf die Gesprächsführung und den Umgang mit gefährdeten und abhängigen Mitarbeitern übertragen. Vorgesetzte können „Fehler" und „Rückfälle" im Umgang mit Mitarbeitern als eine Rückmeldung dafür sehen, dass sie etwas Neues ausprobiert haben und sich in einem produktiven Veränderungsprozess befinden.

Mit dem Modell „Stages of change" von Prochaska und DiClemente, ergänzt durch Ausführungen zum Thema Rückfall von Schmidt und Körkel, kann auch der Veränderungsprozess in der Wahrnehmung und bei der Lösung des Suchtproblems im Betrieb darstellt werden.

1. Aufmerksam werden

Sie erhalten erste Hinweise auf das Alkoholproblem, lesen einen Artikel oder erfahren in einem Vortrag oder einem Seminar etwas über typische Verhaltensweisen von Alkoholgefährdeten oder Alkoholabhängigen sowie verschiedene Möglichkeiten des Umgangs damit. Es kommt zu neuen Sichtweisen. Sie stellen fest, dass Sie manche Beobachtungen auch anders bewerten können, als Sie es bisher getan haben.

2. Nachdenken über eine Veränderung

Die neuen Erkenntnisse führen zu einer „kognitiven Dissonanz", alte Kenntnisse und Fähigkeiten wehren sich gegen das Neue und entwickeln Widerstand nach dem Prinzip: „Das kann doch nicht alles verkehrt gewesen sein , wie ich es bisher gesehen habe." Die entstandene Ambivalenz löst Suchprozesse aus. Sie beginnen über andere Verhaltensweisen nachzudenken, fragen vielleicht nach Auswirkungen bisherigen Verhaltens und überdenken Ziele und Einstellungen.

3. Entscheidung

Der Wunsch, etwas neues auszuprobieren, wird größer. Sie fragen: „Welche Handlungsoptionen stehen mir zur Verfügung, habe ich genügend Ressourcen für das neue Verhalten? Was könnte mir das neue Verhalten bringen,

Stufen des Veränderungsprozesses

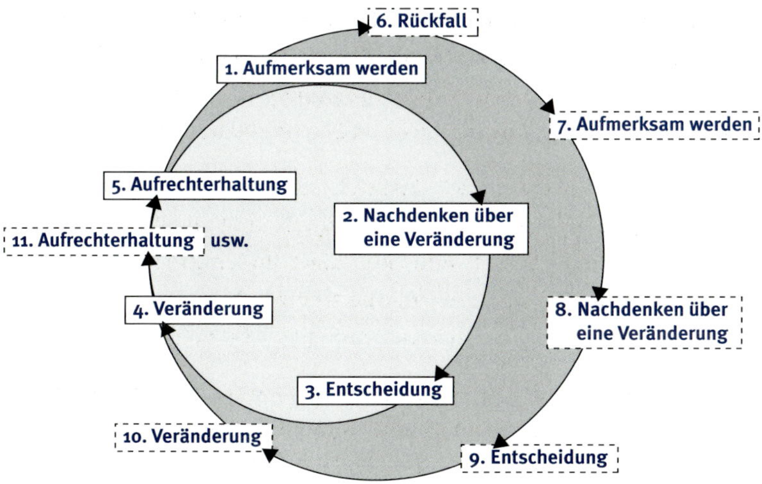

und was muss ich dafür aufgeben?" Je kleiner die auszuprobierende Veränderung ist, desto eher wird sie in die Tat umgesetzt werden. Bei zu großen Veränderungsschritten besteht die Gefahr, dass die bisherigen Verhaltensweisen und die damit verbundenen Sichtweisen dagegen rebellieren.

4. Veränderung

In diesem Schritt wird die Veränderung in der Praxis ausprobiert und bei Erfolg aufrechterhalten.

5. Aufrechterhaltung

Übung und regelmäßige Anwendung der neuen Verhaltensweise helfen, die Veränderung in das vorhandene Repertoire einzubauen, so dass es zu einer Selbstverständlichkeit wird. Nun könnten weitere Verhaltensänderungen eingeleitet werden, indem wieder bei Schritt 1 begonnen wird.

6. Rückfall

Bei zu großen Veränderungsschritten oder in besonderen Stresssituationen kann es zu einem Rückfall in das alte Verhalten kommen. In diesem Fall ist es sinnvoll, den Rückfall als eine Rückmeldung darüber zu werten, dass eventuell zu viel auf einmal verändert werden sollte. Bestimmte Faktoren, die für das Aufrechterhalten des alten Verhaltensmusters sprachen, wurden nicht ausreichend gewürdigt oder es gab noch Situationen, die das alte Verhalten sinnvoller erscheinen ließen. Viele durchleben in der Rückfallsituation Schamgefühle, Ärger auf sich selbst, Frustration. (Man hat sich z. B. fest vorgenommen, sich von einem bestimmten Mitarbeiter nicht mehr aus der Fassung bringen zu lassen, und es ist trotzdem wieder passiert.) Ein Rückfall bedeutet aber nicht Versagen.

„Rückfall" heißt auch, dass vorher etwas Neues, Verändertes praktiziert wurde. Wird die Situation, die als Rückfall bewertet wird, analysiert, lässt sich oft ein Unterschied zu früheren „Rückfällen" oder alten Verhaltensweisen feststellen. Diese Sichtweise fördert und stabilisiert den Veränderungsprozess. Sie ermöglicht es, wieder etwas Neues auszuprobieren und die lösungsorientierte Gesprächsführung Schritt für Schritt in das Führungsverhalten zu integrieren.

7 Suchtprävention im Betrieb

7.1 Gute Gründe für betriebliche Suchtprävention

Den größten Teil seines Lebens verbringt der Mensch in der Regel am Arbeitsplatz. Dies bedeutet, dass hier eine große Einflussmöglichkeit auf gesundheitsfördernde sowie gesundheitsschädliche Verhaltensweisen der Mitarbeiterinnen und Mitarbeiter besteht.

Günstige Faktoren für gesundheitsfördernde und somit suchtpräventive Maßnahmen sind:

- Der Arbeitsplatz spielt im Leben jedes Einzelnen sowohl zur Existenzsicherung als auch zur Lebensgestaltung und zur Selbstbestätigung eine wesentliche Rolle.
- Strukturen für Informations- und Trainingsmaßnahmen können genutzt werden.
- Arbeitgeber- und Arbeitnehmervertretungen können allgemeine und unternehmensspezifische Ziele und Maßnahmen der Prävention bestimmen und durchsetzen.
- Der Arbeitsplatz setzt Maßstäbe in Bezug auf Suchtmittelkonsum, Arbeitsleistung und Arbeitssicherheit.
- Durch rechtzeitige Hilfsangebote an Gefährdete und Abhängige werden Arbeitsplätze gesichert. Ein positives Behandlungsergebnis wird durch den Erhalt des Arbeitsplatzes entscheidend stabilisiert.
- Der Arbeitsplatz hat Einfluss auf die Festlegung von Trinkkulturen, insbesondere wenn eine klare „Alkoholpolitik“ betrieben wird mit Einschränkung des Angebots alkoholhaltiger Getränke und Ausbau des Angebots an alkoholfreien Erfrischungsgetränken.

Arbeitsplatzbedingungen können sich jedoch auch suchtfördernd und gesundheitsschädlich auswirken. Insbesondere die folgende Kombination von Faktoren kann zu erhöhtem Suchtmittelkonsum und -missbrauch führen:

- Ständige Überforderung oder Unterforderung, schlechte Arbeitsbedingungen, soziale Isolation, fehlende Anerkennung oder ständige soziale Spannungen, hohes Arbeitstempo, physikalische Belastungen (Hitze,

Staub, Lärm) und schlechte Bewältigungsbedingungen führen häufig zu vermehrtem Alkohol- und Medikamentenkonsum.

- Nachtarbeit, Schichtarbeit sowie starke seelische Belastungen im Beruf können Suchtmittelmissbrauch fördern oder auch psychosomatische Erkrankungen auslösen.
- Auch eine selbstverständliche Verfügbarkeit alkoholischer Getränke (geringer Preis, viele Bierautomaten), ein problematisches Konsumklima (negative Trinkmodelle, hoher sozialer Druck zum Mittrinken, z. B. durch alkoholnahe Führungsstile oder Alkohol als „Schmiermittel", wenig Missbrauchskontrolle) spielen bei der Entwicklung von Missbrauch und Abhängigkeit eine verstärkende Rolle. Ungesundes Problem- oder Stressbewältigungsverhalten kann durch das Arbeitsumfeld unterstützt oder sogar gefördert werden.

Der Arbeitsplatz kann also sowohl ein Ort für Präventionsmaßnahmen sein als auch ein Ort, an dem bestimmte Einflüsse, Situationsbedingungen sich gesundheitsschädlich auswirken.

Letzteres wird sich wahrscheinlich in der praktischen Arbeitswelt nie ganz ausschließen lassen, aber zumindest kann man im betrieblichen Bereich einen Rahmen und ein Klima schaffen, in dem diese Faktoren und damit auch die Mitarbeiterinnen und Mitarbeiter ernst genommen werden, so dass auf eine Verbesserung hingearbeitet wird.

7.2 Viele Maßnahmen auf vielen Gebieten

Wichtig ist es, in ein Suchtpräventionsprogramm am Arbeitsplatz möglichst viele Bereiche und Themen mit einzubeziehen. Konzentriert man sich nur auf einzelne Aspekte ohne das gesamte betriebliche Umfeld, bestehende Trinkkulturen, vorhandene Kommunikations- und Führungsstrukturen mit einzubeziehen, besteht die Gefahr, dass eine gut durchdachte Einzelmaßnahme innerhalb des Systems untergeht. Man sollte sich bei Suchtpräventionsprogrammen deshalb nicht nur auf alkoholauffällige Mitarbeiter konzentrieren, sondern auf verschiedenen Ebenen intervenieren:

- der Ebene der Vorgesetzten (Wahrnehmung von Führungsaufgaben)
- der Ebene der Kollegen

- der Verfügbarkeit von Alkohol oder auch Medikamenten im Betrieb
- der Beseitigung suchtfördernder Arbeitsbedingungen
- der betrieblichen Gesundheitsförderung
- der Kommunikationskultur im Betrieb.

In vielen Betrieben laufen bereits seit Jahren Präventionsprogramme in Form von Personalentwicklungsmaßnahmen, Gesundheitszirkeln, Führungstrainings, Schulungen zur Kommunikation und Stressbewältigung sowie anderen Maßnahmen zur Gesundheitsförderung. Im Bereich der Suchtprävention als einem Teil von Personalentwicklungsmaßnahmen haben Betriebe mit zunehmender Intensität in spezielle Schulungs- und Informationsveranstaltungen, Betriebsvereinbarungen, Ausbildung von Suchtkrankenhelfern, die Installation von betrieblichen Sozialberatern investiert. Jede Investition lohnt sich, auch wenn das Ergebnis nicht immer sofort erkennbar ist. Je umfassender und konsequenter man sich diesem Thema zuwendet, umso durchgängiger ist ein Veränderungsprozess. Es muss dabei jedoch auch immer die spezielle Struktur des Betriebes berücksichtigt werden.

7.3 Bausteine eines erfolgreichen Suchtpräventionsprogramms

Im Folgenden werden verschiedene Bausteine betrieblicher Suchtpräventionsmaßnahmen vorgestellt. Jeder Betrieb kann sich die für ihn relevanten und zurzeit umsetzbaren Bausteine herausnehmen.

7.3.1 Arbeitskreis Gesundheit

Es gibt nicht das „richtige“ Suchtpräventionsprogramm für Betriebe. Erfahrungen haben gezeigt, dass solche Programme nicht einfach von anderen Betrieben übernommen werden und von heute auf morgen im eigenen Unternehmen eingeführt werden können. Sie müssen auf den Betrieb, die dort bestehende Kultur sowie die Mitarbeiter abgestimmt sein, wenn sie erfolgreich sein sollen.

Es gibt verschiedene Wege, mit Suchtpräventionsprogrammen zu beginnen. Vorgesetztenschulungen, Vorträge für die Belegschaft und spezielle Veranstaltungen im Rahmen betrieblicher Gesundheitsförderung können solche Einstiege sein. Der Wunsch oder die Forderung, etwas in diesem Bereich zu tun, kommt oft nach einem Vorfall im Zusammenhang mit Suchtmittelmissbrauch auf, sei es ein Unfall oder ein Todesfall. Wenn jedoch langfristige und durchgängige Veränderungen angestrebt werden und Suchtpräventionsprogramme im Betrieb verankert werden sollen, ist es sinnvoll, das Konzept im Rahmen eines Arbeitskreises oder einer Projektgruppe gemeinsam mit verschiedenen Personen zu entwickeln.

Ein innerhalb des Betriebes entwickeltes Programm, das von vielen verschiedenen Positionsinhabern von Anfang an mit getragen wird, hat mehr Aussicht auf Erfolg in der Umsetzung als ein von außen oder von „oben" übergestülptes. Diese Entwicklungsphase nimmt zwar Zeit und Energie in Anspruch, hat sich jedoch immer wieder bewährt. Je intensiver die Auseinandersetzungen, Diskussionen und Beteiligungen der verschiedenen Personengruppen im Betrieb waren, desto leichter war die spätere Umsetzung. Es erfordert allerdings Geduld und Durchhaltevermögen und vor allem eine klare Zielsetzung, um sich auf diese Art von Entwicklungsprozess einzulassen. Ebenso wichtig ist es, dass dieser Arbeitskreis von einem kompetenten Moderator unterstützt wird, der für einen konstruktiven Diskussionsverlauf sorgt und hilft, bei unterschiedlichen Standpunkten gemeinsame Ziele zu entwickeln.

Dieser Moderator kann ein Mitglied des Betriebes sein. Manchmal erweist es sich jedoch auch als sinnvoll, einen externen Moderator einzusetzen, gerade bei sehr unterschiedlichen Standpunkten oder verfahrenen Diskussionssituationen. Einer außenstehenden Person fällt es leichter, die Neutralität und die Wertschätzung gegenüber unterschiedlichen Sichtweisen zu wahren, so dass aus Konfliktsituationen wieder konstruktive Diskussionen werden können.

Teilnehmer dieses Arbeitskreises können z. B. sein:

- Personalleitung
- Betriebs-/Personalrat
- Ausbildungsleitung
- Arbeitsmediziner
- Fachkräfte für Arbeitssicherheit
- Sozialberater

- Schwerbehindertenvertretung
- Suchtkrankenhelfer.

Der Arbeitskreis sollte nicht zu groß sein. Es sollten jedoch alle relevanten Personen und Funktionsträger des Betriebes beteiligt werden.

7.3.2 Veränderung von Trinkkulturen

Ein totales Alkoholverbot im Betrieb stößt bei der Belegschaft meist auf massiven Widerstand und führt leicht dazu, dass heimlich getrunken wird. Daneben entsteht auf Seiten der Führungskräfte häufig ein innerer Konflikt, wenn bei Verstößen konsequent vorgegangen werden soll. In Betrieben, die versuchen, das Alkoholproblem mit einem völligen Verbot zu lösen, kann man feststellen, dass das Alkoholverbot mehr und mehr unterlaufen wird, wenn Sanktionen ausbleiben. Aus der systemischen Forschung weiß man, dass Systeme auf radikale Veränderungen meist mit Gegenregulationen reagieren und versuchen, den alten Zustand wiederherzustellen.

Ein totales Verbot verändert zunächst keine Einstellungen, sondern führt in der Regel dazu, dass nach außen hin das gewünschte Verhalten gezeigt wird. Sobald sich aber eine Gelegenheit bietet, das verbotene Verhalten ohne Konsequenzen zeigen zu können, wird das Verbot übertreten. Ein Alkoholverbot macht nur dann Sinn, wenn es für die Zielgruppe einsichtig ist und Verstöße mit eindeutigen Konsequenzen verbunden sind.

Für alkoholabhängige Mitarbeiter ist es in der „nassen" Phase keinesfalls möglich, ein Alkoholverbot einzuhalten. Für diesen Personenkreis muss daher eine gesonderte Regelung geschaffen werden.

Erfolgversprechend ist eine konsequente Alkoholpolitik im Betrieb, mit klaren Aussagen darüber, wann und wo der Konsum alkoholhaltiger Getränke gestattet ist und wann und wo es ein klares Verbot bzw. Einschränkungen gibt. Kleine und langfristig geplante sowie für den Einzelnen nachvollziehbare Veränderungen bewirken in der Regel mehr, als radikale Einschnitte. Entscheidend für die Wirksamkeit von Veränderungsmaßnahmen ist jedoch die Konsequenz, mit der diese Veränderungen durchgesetzt werden. Die Empfehlung lautet: Führen Sie nur Regelungen ein, bei denen die Konsequenzen dazu ebenfalls klar festgelegt sind.

Bei der Veränderung von Trinkkulturen spielt die Vorbildwirkung eine besondere Rolle. Die Geschäftsleitung, Vorgesetzte, die Personalleitung, Personal-/Betriebsräte etc. sind aufgefordert, mit gutem Beispiel voran zu gehen und z. B. bei betrieblichen Gelegenheiten auch einmal auf Alkohol zu verzichten und stattdessen auf alkoholfreie Getränke zurückzugreifen. Ebenso kann man bei betrieblichen Geschenken, z. B. zum Jubiläum, bei einem Krankenbesuch, zur Beförderung usw. darauf achten, dass andere Dinge als Alkohol ausgesucht werden.

Die Verfügbarkeit von alkoholischen Getränken im Betrieb ist Teil der Trinkkultur. In Abstimmung mit dem Betriebs-/Personalrat können hierzu bestimmte Regelungen getroffen werden, z. B.: Alkoholfreie Getränke werden im Betrieb günstiger verkauft als alkoholische oder es ist nur noch alkoholfreies Bier erhältlich.

Maßnahmen zur Förderung der Kommunikation untereinander nehmen dem Alkohol die Bedeutung als soziales Schmiermittel. Ebenso überlegenswert: Mit welchen anderen Inhalten kann eine Betriebsfeier gestaltet werden, um die Stimmung etwas aufzulockern? Es reicht nicht aus, Dinge zu untersagen, es müssen auch Alternativen angeboten werden. Sonst entsteht leicht ein Vakuum, das geradezu dazu drängt, gefüllt zu werden – meist wieder mit dem gewohnten Inhalt.

Zur Veränderung von Trinkkulturen ist es gleichzeitig notwendig, die Belegschaft über die Gefahren des Alkoholmissbrauchs zu informieren, sei es durch Vorträge, Schulungsveranstaltungen, Lernstätten, Artikel in Werkszeitungen, Plakataktionen etc.

Entscheidend ist die Auseinandersetzung mit folgenden Fragen:

- Welche Trinkkultur haben wir?
- Welche streben wir an?
- Welche Alternativen können wir bieten?
- Welche Veränderungen tragen die Mitarbeiter mit?
- Wo muss noch Überzeugungsarbeit geleistet werden?
- Wie lade ich die Beteiligten zu Veränderungsprozessen ein?

7.3.3 Gesundheitszirkel

Gesundheitszirkel wurden in den letzten Jahren in verschiedenen Betrieben eingerichtet, um die Gesundheit der Arbeitnehmer zu fördern sowie Effektivität und Leistungsfähigkeit des Unternehmens zu optimieren. Meist geht es dabei um den Abbau von Stressfaktoren am Arbeitsplatz, die durch Arbeitsstrukturen, Arbeitsanforderungen oder dem Fehlen einer förderlichen Kommunikations- und zwischenmenschlichen Umgangskultur ausgelöst werden. Es wird ein gesundheitsförderliches Arbeitsklima sowie u. a. ein verbesserter persönlicher Umgang mit Stress angestrebt.

Bezogen auf Suchtprävention bieten Gesundheitszirkel einen Rahmen, in dem auch suchtauslösende oder suchtfördernde Faktoren (z. B. schlechtes Betriebsklima, hohe Arbeitsbelastung, „traditionelle Trinkunsitten", unklare Strukturen) in dem jeweiligen Arbeitsbereich angesprochen werden können. Mit den Beteiligten kann nach einer Lösung gesucht werden, die von allen mitgetragen wird. Vor allem die Fähigkeit, mit Stress angemessen und gesundheitsverträglich umzugehen, bietet einen guten Schutz vor einer „Suchtkarriere".

Wichtig ist, dass die Zielsetzung, die zu besprechenden Inhalte und der Teilnehmerkreis sowie der Arbeitsmodus klar festgelegt sind. Andernfalls wird aus solch einem Zirkel leicht eine Diskussionsrunde ohne erkennbare Ergebnisse und Handlungen.

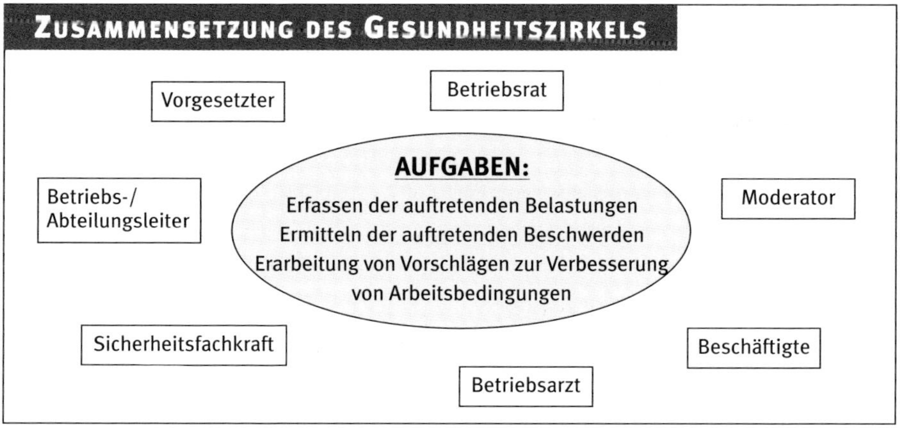
ZUSAMMENSETZUNG DES GESUNDHEITSZIRKELS
Vorgesetzter
Betriebsrat
AUFGABEN:
Erfassen der auftretenden Belastungen
Ermitteln der auftretenden Beschwerden
Erarbeitung von Vorschlägen zur Verbesserung von Arbeitsbedingungen
Betriebs-/ Abteilungsleiter
Moderator
Sicherheitsfachkraft
Beschäftigte
Betriebsarzt

(Quelle: Schröer, Sochert, Gesundheitszirkel im Betrieb, 1997)

7.3.4 Interventionsstufen

Der Umgang mit auffälligen Mitarbeitern am Arbeitsplatz ist eine klare Führungsaufgabe. Ein betrieblich festgelegtes Handlungs- oder Interventionsschema, das von Führungskräften mit entwickelt wurde, gibt Handlungssicherheit und ist eine Argumentationshilfe gegenüber dem betroffenen Mitarbeiter. Zudem wird durch ein festgelegtes Handlungsschema deutlich, dass es um ein Hilfsprogramm geht und nicht um das „Loswerden wollen“ eines Mitarbeiters.

Der vorgestellte Vorschlag einer Vorgehensweise stellt eine Möglichkeit dar, die auf die einzelnen Betriebe und Firmen zugeschnitten werden kann. So sind auch Regelungen mit nur vier Gesprächen oder zwei Vier-Augen-Gespräch zwischen Vorgesetztem und Mitarbeiter denkbar. Hier steht es jedem Betrieb frei, den Ablauf an die betrieblichen Gegebenheiten anzupassen.

In jedem Fall ist es jedoch notwendig, mehrere Gespräche als Handlungsrahmen festzulegen, um dem gefährdeten oder abhängigen Mitarbeiter die Chance zu geben, einen Veränderungsprozess durchlaufen zu können (siehe Kapitel 6.4 „Veränderung des Gesprächs- und Führungsverhaltens“). Denn für den Betroffenen ist es nicht einfach, das Problem zu akzeptieren und eventuell sogar noch Hilfe von außen in Anspruch zu nehmen.

Erstes Interventionsgespräch (Vorgesetzter, betroffener Mitarbeiter)
Der jeweilige direkte Vorgesetzte ergreift die Initiative und spricht den Mitarbeiter direkt auf seine arbeitsvertraglichen Pflichtverletzungen an:

- Er benennt die Pflichtverletzungen und Auffälligkeiten.
- Er äußert die Vermutung, dass diese Pflichtverletzungen oder Auffälligkeiten in Zusammenhang mit einem Suchtproblem stehen.
- Er äußert seine Besorgnis über die beobachtete Entwicklung und fordert den Mitarbeiter auf, etwas dagegen zu unternehmen.
- Das Gespräch hat keine arbeitsrechtlichen Konsequenzen. Dem Mitarbeiter wird jedoch angekündigt, dass es bei weiteren Auffälligkeiten zu einem Gespräch kommen wird, in größerer Runde, mit der Personalabteilung und dem Betriebs-/Personalrat.
- Der Vorgesetzte händigt dem Mitarbeiter Informationsmaterial über das Thema Alkohol und über Hilfsangebote aus.

Zwischenschritt: Zeitpunkt und Inhalt des Gespräches in einem persönlichen Vermerk festhalten, Beobachtung des Mitarbeiters, bei Bedarf Vorbereitung des zweiten Gespräches mit allen Beteiligten.

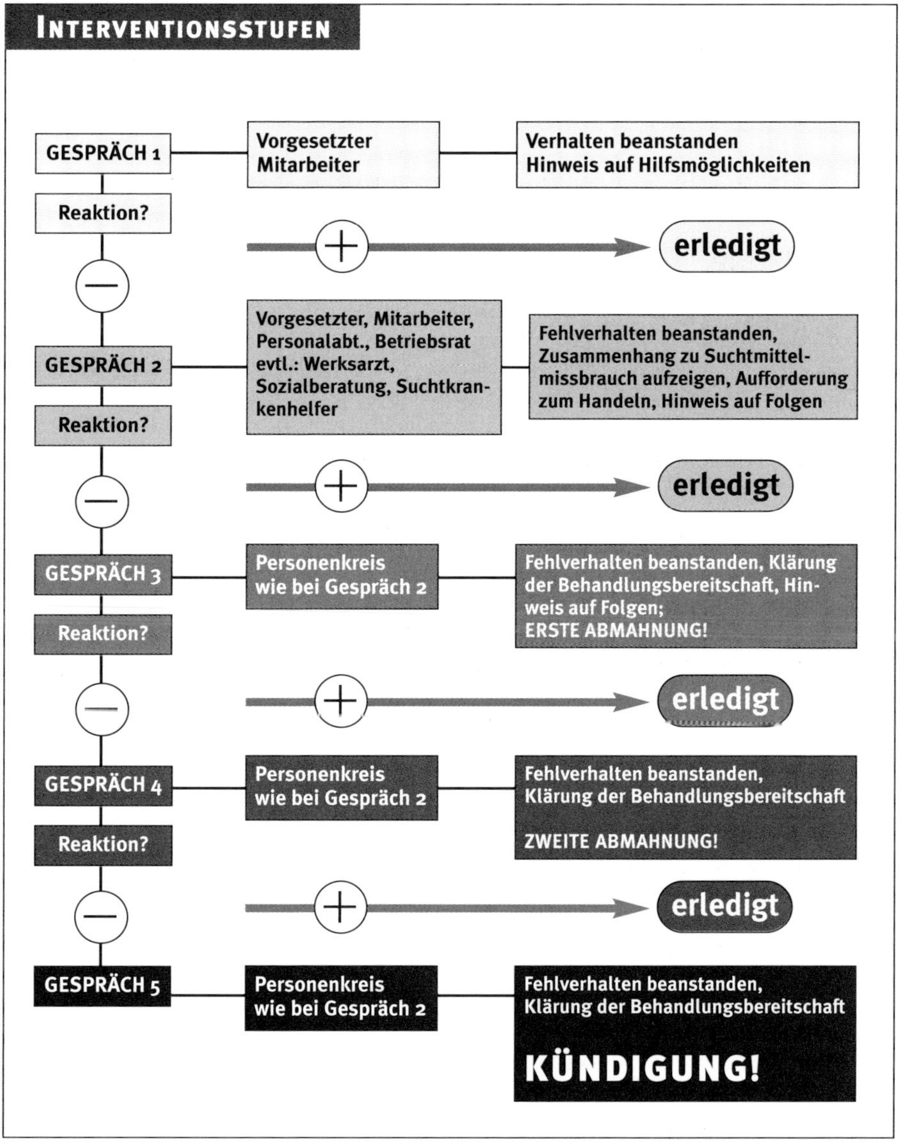

Zweites Interventionsgespräch (Vorgesetzter, betroffener Mitarbeiter, Personalabteilung, Betriebs-/Personalrat, evtl. Werksarzt, Suchtkrankenhelfer, Sozialberatung)
Der Vorgesetzte informiert die Personalabteilung, wenn es zu weiteren arbeitsvertraglichen Pflichtverletzungen gekommen ist. Die Einschaltung der Personalabteilung und des Betriebs-/Personalrates macht deutlich, wie ernst dieses Problem genommen wird und dass gemeinsam versucht wird, dem Betroffenen zu helfen.

- Der Gesprächsablauf ist ähnlich wie im ersten Gespräch.
- Das Gespräch selbst hat noch keine arbeitsrechtlichen Konsequenzen, es wird jedoch die erste schriftliche Abmahnung verbunden mit einem weiteren Gespräch angekündigt, wenn es zu weiteren Verletzungen des Arbeitsvertrages kommt.
- Der Mitarbeiter wird erneut ermutigt, angebotene Hilfen in Anspruch zu nehmen (Suchtkrankenhelfer, Sozialberatung, Suchtberatungsstellen, Selbsthilfegruppen, Ärztlicher Dienst usw.)

Zwischenschritt: Anfertigung eines Gesprächsprotokolls und vor dem nächsten Gespräch gemeinsame Abstimmung der Vorgehensweise mit allen Beteiligten. Mitarbeiter mit Suchtproblemen schaffen es sehr gut, die Gesprächsteilnehmer zu spalten und zu verwirren. Eine gute Gesprächsvorbereitung und Besinnung auf die eigene arbeitsplatzbezogene Rolle ermöglichen es, hilfreich für den betroffenen Mitarbeiter zu sein.

Hinweis: Interventionsmaßnahmen hören häufig bei diesem Schritt auf oder bleiben beim Vier-Augen-Gespräch stehen. Überwinden Sie innere Hürden und gehen Sie konsequent weiter, indem Sie sich Unterstützung und Rückhalt von Fachstellen im Haus oder von externen Beratern holen. Sie machen die besten Erfahrungen, wenn Sie konsequent auf dem eingeschlagenen Weg bleiben.

Drittes Interventionsgespräch (Vorgesetzter, betroffener Mitarbeiter, Personalabteilung, Betriebs-/Personalrat, evtl. Werksarzt, Suchtkrankenhelfer, Sozialberatung)
Der Vorgesetzte leitet das Gespräch bei erneuten Verstößen gegen arbeitsrechtliche Verpflichtungen ein.

- Der Mitarbeiter wird mit den Verstößen konfrontiert.
- Die Personalabteilung händigt die erste schriftliche Abmahnung aus.

- Der Verdacht einer Suchtproblematik erhärtet sich von Gespräch zu Gespräch.
- Dem Mitarbeiter wird nahe gelegt, sich in Behandlung zu begeben. Er wird darauf hingewiesen, dass es bei Fortbestehen der Auffälligkeiten im Rahmen des nächsten Gespräches zur zweiten Abmahnung kommen wird.

Zwischenschritt: Gesprächsvermerk, Gesprächsvorbereitung mit allen Beteiligten vor dem vierten Gespräch, mögliche arbeitsrechtliche Auflagen und Maßnahmen prüfen.

Viertes Interventionsgespräch (Vorgesetzter, betroffener Mitarbeiter, Personalabteilung, Betriebs-/Personalrat, evtl. Werksarzt, Suchtkrankenhelfer, Sozialberatung)
Dieses vierte Gespräch findet statt, nachdem der Arbeitvertrag weiterhin wiederholt verletzt wurde.

- Die Personalabteilung händigt wie angekündigt, die zweite schriftliche Abmahnung aus.
- Es wird geprüft, welche Anstrengungen der Mitarbeiter unternommen hat, um sein Problem zu lösen.
- Alle Beteiligten machen nochmals deutlich, dass es keinen Zweifel mehr daran gibt, dass die Auffälligkeiten suchtbedingt sind.
- Sie fordern den Mitarbeiter nochmals eindringlich auf, Hilfestellungen in Anspruch zu nehmen, um die Ursache seiner arbeitsvertraglichen Pflichtverletzungen zu beseitigen.
- Unternimmt der Mitarbeiter nichts, um sein Suchtproblem zu lösen und kommt es zu weiteren Pflichtverletzungen, wird es zum fünften Gespräch kommen, in dem die Kündigung ausgehändigt wird.
- Der Betriebs-/Personalrat macht dem Mitarbeiter nochmals klar, dass er eine Kündigung nicht verhindern kann. Nur der Betroffene selbst kann sie verhindern, indem er Hilfe annimmt, sich behandeln lässt, so dass er wieder in der Lage ist seinen Arbeitsvertrag zu erfüllen.

Zwischenschritt: Gesprächsvermerk, Gesprächsvorbereitung mit allen Beteiligten, Überprüfung des Sachstandes, was der Mitarbeiter bisher unternommen hat, um das Problem zu lösen.

Fünftes Interventionsgespräch (Vorgesetzter, betroffener Mitarbeiter, Personalabteilung, Betriebs-/Personalrat, evtl. Werksarzt, Suchtkrankenhelfer, Sozialberatung)
Der Vorgesetzte leitet das letzte Gespräch ein, wenn es zu weiteren suchtbedingten Verletzungen des Arbeitsvertrages kommt und der Mitarbeiter keine erkennbaren Anstrengungen unternimmt, um das Problem zu lösen.

- Die Pflichtverletzungen werden benannt.
- Die Personalabteilung spricht die Kündigung aus. Sie erfolgt unter Beachtung der individualrechtlichen Bestimmungen des Kündigungsschutzgesetzes und Beteiligung des Betriebs-/Personalrates.

Diese gestufte Vorgehensweise bietet dem betroffenen Mitarbeiter die Möglichkeit, den Verlauf der Interventionsschritte mitbestimmen zu können. Er entscheidet mit seinem Verhalten sowohl über seine berufliche Zukunft als auch über seine Gesundheit und seine soziale Zukunft.

Die Interventionsschritte können im Rahmen einer Leitlinie oder innerhalb einer Betriebsvereinbarung festgelegt werden. Zu empfehlen ist die Verankerung innerhalb einer Betriebsvereinbarung zur Suchtprävention.

7.3.5 Betriebsvereinbarung

Es gibt viele verschiedene Formen einer Betriebsvereinbarung. Wichtig ist, dass die Zielsetzung der Betriebsvereinbarung klar dargelegt ist und die einzelnen Regelungen konkret und praktisch umsetzbar sind.

Mit Hilfe einer Betriebsvereinbarung können zwischen dem Arbeitgeber und der Arbeitnehmervertretung allgemein gültige Regelungen zur Suchtprävention und Intervention rechtsgültig verankert werden.

Inhalte einer solchen Vereinbarung sollten sein:

1. Geltungsbereich und Geltungsumfang
2. Zielsetzung, z. B.: Förderung der Gesundheit, Verbesserung des Arbeits- und Gesundheitsschutzes, Hilfe für Gefährdete und Abhängige
3. Regelungen zur Abgabe von alkoholischen Getränken und Medikamenten im Betrieb
4. Anwendung der Unfallverhütungsvorschriften und Verfahren in Akutsituationen

5. Hilfsangebote für gefährdete und abhängige Mitarbeiter
   - Gesprächsführung
   - Vermittlung von Behandlungsangeboten
   - Arbeitsrechtliche Auflagen
   - Wiedereingliederung in den Betrieb nach Rehabilitationsmaßnahmen
   - Verfahren bei Rückfällen
6. Personalentwicklungsangebote, z. B. Training zur Gesprächsführung für bestimmte Zielgruppen wie Führungskräfte, Betriebs-/Personalräte, Personalsachbearbeiter, arbeitsmedizinische Dienste
7. Aufbau einer Projektgruppe und Regelung der Zuständigkeit (z. B. Arbeitskreis Gesundheit).

Entscheidend für den Erfolg einer Vereinbarung ist es, dass sie von allen Beteiligten gemeinsam entwickelt wird. Dieser Prozess, der mit der Klärung von Einstellungen und Sichtweisen zur Suchtproblematik, des Trinkverhaltens, des Einflusses von Alkohol auf die Arbeitssicherheit usw. verbunden ist, wird jedoch häufig unterbunden, wenn einfach eine Betriebsvereinbarung eines anderen Unternehmens übernommen wird. Daher sind die vielen vorliegenden Vereinbarungen daraufhin zu überprüfen, ob und wie sie den jeweiligen betrieblichen Gegebenheiten anzupassen sind.

Für die erfolgreiche Umsetzung einer Vereinbarung in die betriebliche Praxis ist wichtig, dass die Führungskräfte von oben nach unten und Betriebsräte mit der Anwendung und Durchführung der Vereinbarung in Schulungsmaßnahmen vertraut gemacht werden. Ein Ziel dieser Trainingsmaßnahmen ist es, dass die Beteiligten die Vereinbarung als unterstützendes Hilfsmittel begreifen, das ihre Handlungskompetenz verbessert und zu Lösungsschritten ermutigt.

Im Anhang ist eine Betriebsvereinbarung aufgeführt, die bereits seit mehreren Jahren erfolgreich umgesetzt wird.

7.4 Vernetzung interner und externer Hilfen

Erfolgreich werden Alkoholprobleme insbesondere dann gelöst, wenn in den Mitarbeitergesprächen auch konkrete Hilfen angeboten werden. Ohne diese Hilfen wirken arbeitsrechtliche Maßnahmen so, als ob man einem Menschen mit einer Bronchitis zwar aufzeigt wie schädlich das Husten ist und welche Auswirkungen es hat, ihm jedoch keine Wege und Möglichkeiten der Behandlung nennt.

Gerade die enge Verzahnung von Interventionsgesprächen, arbeitsrechtlichen Schritten und konkreten Hilfsangeboten innerhalb und außerhalb des Betriebes sind Gründe für die Effektivität und den Erfolg betriebsbezogener Suchtprävention.

7.4.1 Betriebsinterne Hilfen

Für ein erfolgreiches innerbetriebliches Suchtpräventionsprogramm müssen neben den klassischen Anlaufstellen im Betrieb fachlich qualifizierte Ansprechpartner zur Verfügung stehen. Je nach Betriebsgröße können in Umfang und Intensität unterschiedliche Dienste eingerichtet oder geeigneten Personen besondere Funktionen übertragen werden.

Beauftragte für Suchtfragen

Es ist sinnvoll, in jedem Unternehmen Beauftragte für den Bereich „Sucht/Suchtprävention/Gesundheit“ zu benennen und sie durch entsprechende Weiterbildungsangebote auf die Aufgabe vorzubereiten und zu unterstützen. Sie leiten und moderieren z. B. den Arbeitskreis „Sucht/Gesundheit“ oder eine Projektgruppe, um Maßnahmen zur Suchtprävention oder Gesundheitsförderung in den Betrieb zu integrieren und weiter zu entwickeln. Sie stellen Kontakte zu außerbetrieblichen Stellen her und sorgen für eine Vernetzung inner- und außerbetrieblicher Hilfen. Ihre Aufgabe kann auch sein, gemeinsam mit dem Weiterbildungsbeauftragten Personalentwicklungsmaßnahmen, z. B. zur Förderung der sozialen Kompetenzen im Betrieb, anzuregen.

In kleineren Betrieben kann diese Funktion z. B. dem Sicherheitsbeauftragten, einem Betriebsratsmitglied, dem Schwerbehindertenvertrauensmann oder anderen geeigneten Personen übertragen werden. Bei Betrieben mit mehr als 1000 Beschäftigten lohnt es sich, eine qualifizierte Fachkraft, z. B. Sozialpädagogen oder Sozialarbeiter, einzustellen. Diese Fachkraft berät den Betroffenen und das soziale Umfeld und ist auch berechtigt, gemeinsam mit dem Betroffenen Behandlungsmaßnahmen einzuleiten.

Suchtkrankenhelfer

In einer Reihe von Betrieben sind „Suchtkrankenhelfer“, „Soziale Ansprechpartner“ oder „Suchthelfer“ ausgebildet worden, um vor Ort in den einzelnen Abteilungen oder Produktionsbereichen bei Suchtfragen leicht erreichbar zu sein und auf der „Kollegen-Ebene“ Unterstützung anzubieten. Sie leisten diesen Dienst nebenberuflich und sind häufig „Selbstbetroffene“, d. h. Mitarbeiter, die eine eigene Suchtgeschichte hatten und diese überwunden haben. Gerade die eigene therapeutisch bearbeitete Suchtbiographie kann bei dem Gespräch mit dem „nassen“ Kollegen ein positives Modell dafür sein, dass es möglich ist, aus dem Suchtverhalten auszusteigen.

Wichtig ist, dass die Aufgaben und Rahmenbedingungen des Suchthelfers oder Sozialen Ansprechpartners in einer (Betriebs-)Vereinbarung klar geregelt sind. Hierzu gehören Regelungen über die Schweigepflicht, die Freistellung von der Arbeit, Dienstreisen in Zusammenhang mit der nebenberuflichen Tätigkeit (Besuch von Kliniken, Hausbesuche, Kontakte zu örtlichen Beratungsstellen etc.) sowie die Ermöglichung von regelmäßiger Fortbildung und Supervision. Die Aufgaben des Suchthelfers sollten eingebettet sein in ein Gesamtkonzept der betrieblichen Prävention und Hilfe.

Für die Ausbildung von Suchthelfern liegen Curricula vor, die etwa 120 Stunden Theorie und Praxis in Suchtberatungsstellen oder Fachkliniken umfassen. (Ausführlicher dazu: Rainer, „Nichts ist unmöglich?“ Ein Diskussionsbeitrag zur kollegialen Suchtkrankenhilfe, in Fuchs u. a. (Hrsg.), Betriebliche Suchtprävention, 1998.)

Betriebliche Sozialberatungen

In größeren Unternehmen und Verwaltungen sind häufig Sozialpädagogen, Sozialarbeiter oder Psychologen als betriebliche Sozialberater beschäftigt. Ihre Aufgabe ist es, Mitarbeiter und Führungskräfte in psychosozialen Fragen zu beraten. Die Tätigkeitsschwerpunkte und konkreten Aufgabengebiete der betrieblichen Sozialberatungen sind meist betriebsspezifisch festgelegt. Themen der Beratung sind im Allgemeinen: Probleme und Konflikte am Arbeitsplatz, Krisensituationen im beruflichen oder privaten Bereich, Coaching für Führungskräfte im Umgang mit schwierigen Führungssituationen, Hilfen bei chronischen Erkrankungen, psychischen und psychosomatischen Problemen sowie bei Suchtproblemen, sozialrechtliche Fragestellungen, Überschuldung, etc.

In der Beratung geht es nicht nur um Einzelfall-Hilfe, sondern immer auch um die Organisation und das Management eines sozialen Prozesses zur Lösung des Problems. Betriebliche Sozialberater sind daher als Moderatoren sozialer Prozesse zu verstehen. Nachdem man erkannt hat, welche entscheidende Rolle zwischenmenschliche Beziehungen im Arbeitsalltag spielen, werden die Kompetenzen der betrieblichen Sozialberatungen auch verstärkt in den Bereichen der Personalentwicklung, Kommunikation und des Konfliktmanagements genutzt.

Im Bereich der Suchtprävention und Suchthilfe sind sie fachlich beratend und koordinierend tätig. Verfügt der Betrieb über eine eigene Sozialberatung, sind dort auch die Aufgaben eines Suchtbeauftragten angesiedelt. Die betriebliche Sozialberatung ist beratend sowohl für den betroffenen Mitarbeiter als auch für das Umfeld tätig. Dem Gebot der Schweigepflicht kommt hier eine besondere Rolle zu.

Die Beratung des Betroffen ist ein Angebot des Betriebes, es besteht jedoch keine Verpflichtung, diese auch annehmen zu müssen. Die Beratung umfasst die Information und Aufklärung über Missbrauch und Abhängigkeit bzw. über Auswirkungen des Missbrauchs- oder Abhängigkeitsverhaltens auf die berufliche, soziale und gesundheitliche Situation sowie das gemeinsame Entwickeln von Lösungswegen. Die Sozialberatung unterstützt den Mitarbeiter, das für ihn geeignete Therapieangebot zu finden. Während und nach einer Therapie steht die betriebliche Sozialberatung dem Mitarbeiter beratend zur Seite. Vor allem bei der Nachsorge und der Wiedereingliederung am Arbeitsplatz kann sie eine wichtige Anlauf- und Unterstützungsstelle sein.

7.4.2 Externe Hilfen

In Deutschland besteht ein gut ausgebautes und qualitativ hochwertiges Angebot an ambulanten und stationären Hilfeangeboten für Suchtkranke.

Ambulante Beratungs- und Behandlungsstellen

In jeder Stadt und größeren Gemeinde gibt es spezielle Beratungsstellen für Suchtfragen. Entweder findet man sie unter den Anschriften der Wohlfahrtsverbände oder unter dem Stichwort psychosoziale Beratungsstelle, Suchtberatungs- oder Drogenberatungsstelle.

Für die betriebsinternen Experten ist es wichtig, die örtlichen Beratungsstellen und deren Beratungs- und Therapieangebot zu kennen und eine gute Kooperation herzustellen. In den örtlichen Suchtberatungsstellen werden die für den betroffenen Mitarbeiter passenden Behandlungsschritte eingeleitet. Hierzu gehört eine umfassende Beratung über mögliche Behandlungswege, die Motivation zur Behandlung, das Erstellen eines Sozialberichtes, Antragsverfahren für eine Kostenübernahme, Begleitung bis zum Therapiebeginn und die Nachsorge. Falls der Betrieb über eine betriebliche Sozialberatung verfügt, werden diese Aufgaben meistens von der innerbetrieblichen Stelle übernommen, es sei denn, der Mitarbeiter möchte sich an eine betriebsunabhängige Stelle wenden.

Zudem ist es bei vielen örtlichen Beratungsstellen möglich, an Stelle einer stationären Behandlung eine ambulante Therapie durchzuführen. Welche Art von Therapie, ambulant oder stationär, für den jeweiligen Mitarbeiter am geeignetsten ist, wird in der Beratungsstelle gemeinsam mit dem Mitarbeiter besprochen.

Eine ambulante Therapie ist nur dann angezeigt, wenn der betroffene Mitarbeiter gut motiviert ist und in einem stabilen sozialen Umfeld lebt, das seinen Veränderungsprozess konstruktiv unterstützt. Darüber hinaus sollte der Abhängige in der Lage sein, die Therapieziele auf diesem Wege zu erreichen. Diese Kriterien treffen meist auf Personen zu, die sich frühzeitig in Behandlung begeben.

Ein weiteres mögliches Angebot der örtlichen Beratungsstellen ist die ambulante Nachsorge. Es hat sich immer wieder gezeigt, wie wichtig nach einer Therapie, vor allem einer stationären Therapie, eine gesicherte Nachsorge ist. Nach der Therapie heißt es nämlich, das Gelernte im Alltag umzusetzen. Wie nach der Fahrschule, wenn man im dichten Verkehr zurechtkommen muss. Es ist verständlich, dass in einer Therapie selten alle relevanten Fragen und Probleme geklärt werden können. Neben den Selbsthilfegruppen und Nachsorgegesprächen in der Beratungsstelle bietet eine ambulante Nachbehandlung die Möglichkeit, sich therapeutisch noch mit offenen Themen auseinander zu setzen und bereits erarbeitetes zu stabilisieren. Die ambulante Nachbehandlung muss gezielt beantragt werden. Meist geschieht dies gleich im Anschluss an eine stationäre Therapie.

Behandlungsverlauf

Kontakt- und Beratungsphase

Der Betroffene nimmt Kontakt zu einer Suchtberatungsstelle, einer Selbsthilfegruppe oder einer innerbetrieblichen Sozialberatung auf. Dort wird gemeinsam mit dem Betroffenen über geeignete Behandlungsformen entschieden.

Therapiephase

Die Therapie (Entwöhnungsbehandlung) wird in der Regel nach einer stationären körperlichen Entgiftung durchgeführt.
Die ambulante Therapie findet in spezialisierten Beratungsstellen statt. Die Kosten werden von den zuständigen Leistungsträgern (Rentenversicherungen oder Krankenkassen) übernommen, wenn die Beratungsstellen zu den anerkannten Einrichtungen gehören.
Die stationäre Therapie (Entwöhnungsbehandlung) wird in anerkannten Fachkliniken für Suchtkranke durchgeführt. Sie kann – je nach Indikation – acht bis 16 Wochen dauern. Die Kosten werden ebenfalls von den zuständigen Leistungsträgern (Rentenversicherungen oder Krankenkassen) übernommen. Während des stationären Aufenthaltes sollte der Kontakt des Betriebes zum Mitarbeiter in der Klinik erhalten bleiben (z. B. Besuche, Post).

Integrationsphase

Interne und externe Hilfeangebote fließen ineinander und sollten nicht getrennt gesehen werden.
Nach der stationären Behandlung sollte der nun abstinent lebende Mitarbeiter bei der Integration in die betriebliche Arbeitsgruppe unterstützt werden. Der Betroffene entscheidet, wie diese Unterstützung aussieht. Denkbar wäre, die Kollegen über die Krankheit Alkoholismus zu informieren und ggf. ein gemeinsames Gespräch mit dem Mitarbeiter und der Arbeitsgruppe zu moderieren. Ein offenes Gespräch hilft beiden Seiten manchmal mehr. Es besteht dann auch weniger die Gefahr, dass über den Mitarbeiter gesprochen wird, aber nicht mit ihm.
Rückkehrgespräche helfen dem Mitarbeiter bei dem Integrationsprozess, insbesondere nach einer längeren Abwesenheit vom Arbeitsplatz. Darüber hinaus ist zu prüfen, an welchen Arbeitsplätzen der Mitarbeiter einsetzbar ist und ob er wieder voll belastet werden kann.

Nachsorgephase

Die erreichten Therapieziele werden durch die Nachsorge stabilisiert und erweitert.
Die Nachsorge kann geleistet werden durch Beratungsstellen, betriebliche Berater und vor allem Selbsthilfegruppen. Besonders in Krisenzeiten ist es für Betroffene wichtig, vertrauensvolle Ansprechpartner zu haben.

Entgiftungseinrichtungen

Vor der so genannten Entwöhnungsbehandlung bzw. ambulanten oder stationären Therapie steht eine Entgiftung an. Hierunter ist der abrupte Entzug von dem Suchtmittel zu verstehen. Da hier je nach Dauer und Grad des Suchtmittelmissbrauchs mit zum Teil erheblichen Entzugserscheinungen zu rechnen ist, findet die Entgiftung in der Regel im Rahmen eines stationären Aufenthaltes in einer internistischen oder psychiatrischen Abteilung statt. Eine psychiatrische Abteilung, die auf Abhängigkeitserkrankungen spezialisiert ist, hat den Vorteil, dass dort neben der medizinischen Absicherung des Entzugs auch gezielte Angebote zur Auseinandersetzung mit dem Thema Abhängigkeit gemacht werden. Die stationäre Entgiftung dauert in der Regel mehrere Tage.

Stationäre Therapieeinrichtungen/ Fachkliniken für Suchtkranke

Viele meinen, nach der Entgiftung sei das Problem gelöst, da das Suchtmittel aus dem Körper sei und sie es nicht mehr bräuchten. Eine Abhängigkeitserkrankung ist jedoch nicht allein ein körperliches Problem, sondern vielmehr ein psychisches. In speziellen Fachkliniken für Suchtkranke geht es darum, die Hintergründe des Suchtmittelmissbrauchs zu erkennen (Welche Funktion hatte das Suchtmittel für mich?) und neue Möglichkeiten der Lebens- und Problembewältigung zu erlernen (Was brauche ich, um ohne Suchtmittel ein erfülltes Leben zu haben?). Mit einem ganzheitlichen Therapieansatz, der den Körper, Geist und die Seele des Menschen umfasst, wird die Erwerbsfähigkeit wiederhergestellt bzw. erhalten und dem Patienten ein gesünderer Umgang mit sich und seinem sozialen Umfeld vermittelt.

Selbsthilfegruppen

Vor allem für Alkoholkranke gibt es ein relativ dichtes Netz an Selbsthilfegruppen, die helfen, eine abstinente Lebensweise zu stabilisieren und einen neuen, „trockenen" Freundeskreis aufzubauen. Bei den im Adressenteil aufgeführten Stellen erhält man Informationsmaterial und Hinweise auf örtliche Gruppen. Auch die örtlichen Beratungsstellen geben Auskunft über Selbsthilfegruppen.

Neben der Unterstützung der Nachsorge spielen Selbsthilfegruppen bei der Motivation und Vorbereitung auf eine ambulante oder stationäre Therapie eine große Rolle. Einem gewissen Prozentsatz von Abhängigkeitskranken gelingt es manchmal sogar, ohne professionelle Hilfe und nur durch den regelmäßigen Besuch einer Selbsthilfegruppe abstinent zu werden.

7.5 Thesen zu einer ganzheitlichen betrieblichen Suchtprävention

1. An erfolgreichen Suchtpräventionsprogrammen müssen alle beteiligt werden

Wenn ein Einzelner, z. B. ein ehemals Suchtkranker, versucht, Suchtprobleme an seinem Arbeitsplatz alleine zu lösen, wird er bald erschöpft aufgeben, weil die Widerstände häufig zu groß sind. Es gilt also, die Unternehmensleitung, die Vorgesetzten, die Arbeitsmediziner, die sozialen Ansprechpartner usw. für die Einführung eines Suchtpräventionsprogramms zu gewinnen. Die wichtigsten Elemente eines erfolgreichen Programms sind:

- Aufklärung und Information aller Mitarbeiter und Vorgesetzten des Unternehmens
- Training einer lösungsorientierten Gesprächsführung und der Anwendung einer Betriebsvereinbarung für Vorgesetzte und Betriebs-/Personalräte
- Aufbau von internen und externen Hilfsangeboten
- Nachbetreuung und Wiedereingliederung von Betroffenen.

2. Erfolgreiche Präventionsprogramme orientieren sich an den Bedürfnissen, Wertvorstellungen und Zielen der Zielgruppe

Die Erarbeitung erreichbarer und positiv formulierter Ziele von Präventionsprogrammen gehört zu den wichtigsten Elementen der Planung und Durchführung von Maßnahmen. Dabei gilt es, die Ziele mit der Zielgruppe zu erarbeiten und sich als Programmverantwortlicher, als Moderator von Zielfindungsprozessen zu fühlen. Für ein wohlgeformtes Ziel von Maßnahmen gilt:

- Es muss bedeutungsvoll für die Betreffenden sein
- Es muss erreichbar sein
- Es muss sich mit den Zielen der anderen „vertragen"
- Es muss positiv formuliert sein (z. B. Gesundheitsquote verbessern, statt: Fehlzeiten senken)
- Man muss wissen, wann das Ziel erreicht worden ist.

In die Zielformulierung müssen die Wertvorstellungen, die Kultur der Organisation und die ökonomischen Rahmenbedingungen einbezogen werden.

3. Klare Konzepte sorgen für klare Vorgehensweisen

Wenn man ein Präventionsprogramm von vornherein zum Scheitern verurteilen will, muss man am besten alles auf einmal verändern wollen: Management, Vorgesetzte, Mitarbeiter, Kantine, Trinkverhalten, Zugriffsnähe, Fehlzeiten usw. Es ist sinnvoller, mit dem anzufangen, was die Beteiligten wirklich wollen und vorhandene Ressourcen zu nutzen, um Lösungen gemeinsam zu entwickeln und in der Praxis zu erproben. Und es ist erfolgreicher, kleine Veränderungsprozesse in Gang zu setzen, bewältigbare Aufgaben zu üben und damit zum Handeln zu ermutigen.

Solche kleinen Veränderungsschritte sind z. B.:

- Kein Spirituosenverkauf und -konsum im Unternehmen
- Alkoholfreies oder -reduziertes Bier in den Getränkeautomaten
- Konsequente Umsetzung des § 38 Abs. 2 UVV „Allgemeine Vorschriften“
- Training der Vorgesetzten und Betriebsräte im Umgang mit gefährdeten und abhängigen Mitarbeitern.

Die Vorgesetzten und Betriebsräte müssen keine Suchtexperten werden. Sie beschränken sich auf ihre Aufgaben, achten auf die Einhaltung des Arbeits- oder Dienstvertrages, sorgen im Rahmen der Fürsorgepflicht für Arbeits- und Gesundheitsschutz und schützen den Mitarbeiter und die Kollegen vor Schaden.

Folgende Grundsätze sorgen für Klarheit:

- Zusammenwirken aller Beteiligten
- Konfrontation des gefährdeten oder abhängigen Mitarbeiters mit arbeitsrechtlichen Pflichtverletzungen
- Vereinbarung von Konsequenzen
- Angebot von Hilfe.

4. Präventionsprogramme lösen Loyalitätskonflikte aus, sie müssen in Trainingsmaßnahmen bearbeitet werden

Mitarbeiterinnen und Mitarbeiter sowie Führungskräfte geraten in Loyalitätskonflikte oder Dilemmasituationen, weil die Ziele der Präventionsmaßnahmen mit den bisherigen Erfahrungen, Wertehaltungen oder Verhaltensweisen kollidieren. So muss sich beispielsweise ein Kollege damit auseinander setzen, ob er einen alkoholgefährdeten Mitarbeiter anspricht und damit „denunziert“. Ein Vorgesetzter muss entscheiden, ob er einen angetrunkenen Mitarbeiter nach Hause schickt oder weiterarbeiten lässt und damit die Unfallverhütungsvorschriften verletzt.

Es gilt, den Vorgesetzten und Betriebsräten aufzuzeigen, wie sie sich gegen die suggestiven Einladungen von abhängigen Mitarbeitern schützen können, sich in einer problemstabilisierenden Weise zu verhalten. Musterveränderungen, die eine qualitative Änderung bedeuten, können zu einer Lösungsorientierung im Führungsverhalten führen. Trainer von Maßnahmen werden so zu Moderatoren eines Suchprozesses bei der Zielgruppe und befähigen sie, durch neue Sichtweisen die passenden Lösungen selbst zu finden.

5. Die unterschiedlichen Sichtweisen von Vorgesetzten, Betriebsräten, Sozialberatung, Suchtkrankenhelfer und Arbeitsmedizin müssen als Bereicherung erlebt und genutzt werden

Naturgemäß hat jede Abteilung, jede Berufsgruppe eine andere Sicht von dem Problem. Es gilt, diese unterschiedlichen Ansichten und Aspekte zu wertschätzen und bei der Entwicklung und Durchführung von Programmen zu nutzen. Erst wenn jede Abteilung ihre besonderen Stärken oder Schwächen kennt, kann sie mit anderen zusammenarbeiten und es kommt zu Synergie-Effekten.

Besonders erfolgreich sind Maßnahmen dann, wenn man die Stärken des Einzelnen in einer Projektgruppe poolen kann, vernetzt denkt und handelt. So können z. B. einzelne Abteilungen und Fachkräfte die vorhandenen Stärken bei der Entwicklung von Programmen einsetzen:

- Personalabteilung → Juristischer, arbeitsrechtlicher Sachverstand
- Betriebsrat → Sichert die Gleichbehandlung aller Personen
- Sozialberatung → Beratungskompetenz
Kontakte zu externen Hilfeeinrichtungen
Kommunikationsdrehscheibe
- Arbeitsmedizin → Evaluation von Arbeitsbelastungen,
medizinischer Sachverstand
- Sicherheitsfachkraft → Analyse von Unfällen.

Es ist sehr sinnvoll und für ein nachhaltiges Programm von großer Bedeutung, die verschiedenen Kompetenzen in einer Arbeitsgemeinschaft „Sucht“

oder „Gesundheit“ zusammenzufassen und Maßnahmen zu entwickeln. Darüber hinaus bieten mit allen Beteiligten abgestimmte, schriftlichen Interventions- und Präventionskonzepte eine Handlungssicherheit.

Im Rahmen einer Arbeitsgemeinschaft können die Ziele, Inhalte und Umsetzungsschritte eines Präventionsprogrammes erarbeitet werden. Ziel dieser Arbeit sollte es sein, eine Rahmenrichtlinie zu erstellen, die dann die Grundlage einer Betriebs- oder Dienstvereinbarung werden sollte.

Damit erreicht ein Suchtpräventionsprogramm einen höheren Status: Es wird jetzt zu einem wichtigen Ziel des Unternehmens oder der Organisation:

- Es werden Geldmittel bereitgestellt
- Es wird eine bestimmte Laufzeit vereinbart
- Es werden Regeln für die Lösung von Problemsituation festgelegt
- Es erhöht die Handlungssicherheit aller Beteiligten.

Durch eine Vereinbarung wird ein Suchtpräventionssprogramm Teil des betrieblichen Wertesystems und hat damit wesentlich größere Chancen, langfristig zu überleben. Je sicherer und klarer das soziale Umfeld auf der Handlungsebene ist, desto eher werden auch Gefährdete und Abhängige bereit sein, sich zu verändern.

6. Innerbetriebliches Marketing hilft bei der Einführung und Umsetzung von Präventionsprogrammen

In größeren Betrieben kann für innerbetriebliches Marketing die eigene Marketing- oder Werbeabteilung genutzt werden. Es gilt, ein Programm für die Zielgruppe attraktiv zu machen, Lust zum Mitmachen zu wecken sowie Mitarbeiterinnen und Mitarbeiter zu Verhaltensänderungen einzuladen. Leider wird dieser Bereich häufig deswegen vernachlässigt, weil man glaubt, dass Gesundheitsprogramme von vornherein gut sind und für sich sprechen.

Das Marketing muss sich an den Interessen der Mitarbeiter orientieren sowie die Ziele, Inhalte und Vorgehensweisen sehr transparent und klar darstellen. Wenn das Suchtpräventions- oder Gesundheitsförderungsprogramm auch Hilfe- und Beratungsangebote enthält, muss in den Marketingmaßnahmen deutlich auf die Freiwilligkeit der Angebote und die absolute Verschwiegenheit der Berater hingewiesen werden.

STUFEN DER ETABLIERUNG UND AUFRECHTERHALTUNG BETRIEBLICHER SUCHTPRÄVENTION

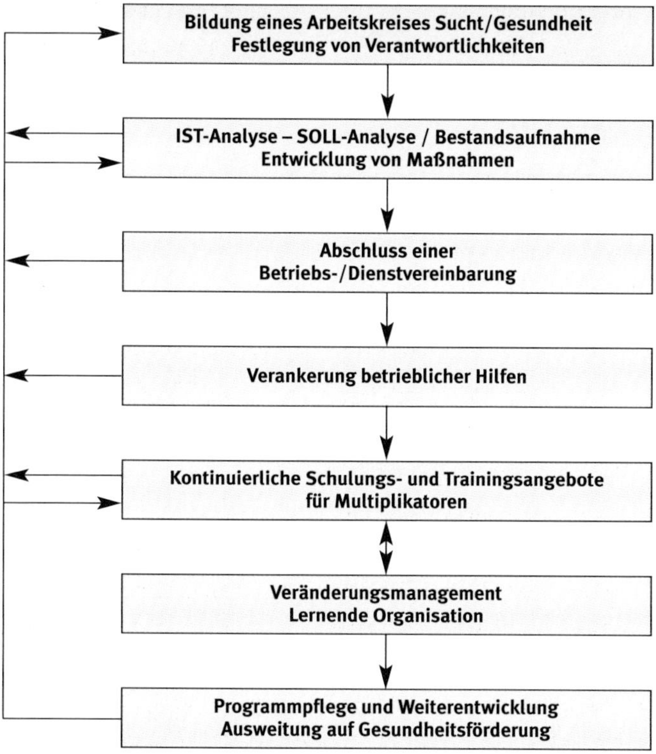

- Die betrieblichen Erfahrungen zeigen, dass es lösungsorientierte Maßnahmen zur Suchtprävention gibt. Sie sind besonders erfolgreich, wenn sie auf der individuellen Ebene ansetzen (Kompetenzerweiterung, Wertschätzung des bisher Geleisteten, Ermutigung zur Veränderung) und mit der Ebene des Systems Betrieb vernetzt werden.
- Ein wesentlicher Bestandteil erfolgreicher Strategien ist die ständige Beteiligung der Zielgruppe an den Veränderungsprozessen durch laufende Rückmeldungen über die Veränderung. Durch diese „Feedback-Schleifen" kommt es schließlich zu einem sich selbst entwickelnden und verstärkenden Prozess, der zu gesundheitsfördernden Verhaltens- und Strukturveränderungen führt. Jeder im Betrieb Tätige kann dazu einen wesentlichen Beitrag leisten.

7.6 Suchtprävention in Klein- und Mittelbetrieben

Etwa 70 % aller Arbeitnehmer sind in Klein- und Mittelbetrieben tätig. Bisher ist es nur in einigen Regionen gelungen, diese Betriebe durch besondere Präventionskonzepte zu erreichen.

Hindernisse sind:

- Geringe Personalkapazität
- Familienbetriebe mit enger Anbindung von Beschäftigten
- geringes Zeitbudget für Fortbildungsmaßnahmen
- wenig Kontakt zu Hilfeeinrichtungen.

Erforderlich wäre der Aufbau einer überbetrieblichen Zusammenarbeit, ein regionaler Zusammenschluss von mehreren Betrieben, betriebsübergreifende Informationsveranstaltungen und die Entwicklung einer überbetrieblichen Sozial-/Suchtberatung.

Hilfreich für die Einführung von Präventionsmaßnahmen ist es, wenn z. B. Industrie- und Handelskammer, Handwerkskammer und andere überbetriebliche Organisationen als Multiplikatoren tätig werden und Schulungsveranstaltungen anbieten. Inzwischen haben einige Dienstleister betriebsspezifische Beratungs-/und Behandlungsangebote entwickelt (z. B.: Handwerkerfonds Suchtkrankheit e. V. Flensburg; Systeam Fachambulanz, Bonn; Fürstenberg und Partner, Aachen/Hamburg; bbz Koblenz/Wesel; Dilab e. V., Berlin u. a.).

Daruber bieten sich auch Krankenkassen, Berufsgenossenschaften oder arbeitsmedizinische Zentren als Träger und Veranstalter von Trainingsmaßnahmen sowie als Vermittler von Hilfsangeboten an.

In Klein- und Mittelbetrieben hängt der Stellenwert der Suchtprävention viel stärker von der Initiative einzelner Personen ab als in Großbetrieben. Es gilt daher, Vorarbeiter, Meister oder den Inhaber selbst für das Thema zu gewinnen. Hier kann viel bewegt werden, weil die Entscheidungswege kurz sind. Es kommt also im Wesentlichen darauf an, branchenbezogene Netzwerke aufzubauen oder bereits vorhandene für die Kommunikation von Suchtpräventions-Themen intensiv zu nutzen. Ein erfolgreiches Beispiel hierfür ist der Handwerkerfonds Suchtkrankheit in Schleswig-Holstein.

8 Arbeitsrecht und betrieblicher Alkoholkonsum

Aufdecken von Alkoholmissbrauch, Gespräche führen, Konsequenzen aufzeigen, Hilfen anbieten, mit alkoholgefährdeten und alkoholabhängigen Mitarbeitern umgehen – das ist die eine Seite betrieblicher Handlungsmöglichkeiten. Dieser Handlungsstrang kann jedoch nur konsequent verfolgt werden, wenn die arbeitsrechtlichen Aspekte mit berücksichtigt werden. Wenn der Handlungsstrang „Hilfe" mit dem Handlungsstrang „Arbeitsrecht" wie mit Leitersprossen verbunden wird, sind die Chancen für erfolgreiche Lösungen von Suchtproblemen, die alle Beteiligten zufrieden stellen, besonders groß.

HILFSANGEBOTE – ARBEITSRECHT

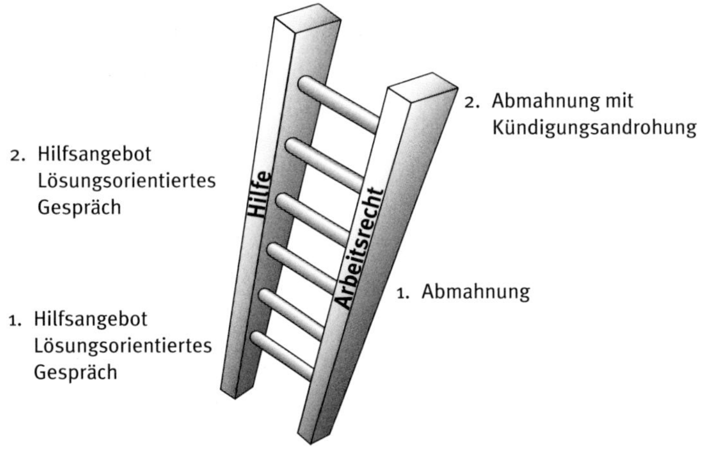

Gerade die Betrachtung arbeitsrechtlicher Maßnahmen und das Einbeziehen von Fragen des Unfallschutzes und der Arbeitssicherheit in die Gesprächsführung erweitert die Handlungsmöglichkeiten des Vorgesetzten und erhöht die Handlungssicherheit.

Der Vorgesetzte muss deshalb wissen, welche juristischen Möglichkeiten ihm zur Verfügung stehen und in welchem Umfang er sie einsetzen darf. Dabei gilt es zu unterscheiden zwischen arbeitsrechtlichen Maßnahmen bei Alkoholmissbrauch und Verstößen gegen geltende Vorschriften durch alkoholabhängige Mitarbeiter. Bei abhängigen Mitarbeitern ist die Frage der Alkoholkrankheit mit zu berücksichtigen.

8.1 Betriebliches Alkoholverbot

Ein allgemeines für alle Arbeitnehmer und alle Betriebe geltendes gesetzliches Alkoholverbot gibt es nicht. Auch die Unfallverhütungsvorschriften enthalten kein solches Verbot. Fraglich ist, ob ein absolutes Alkoholverbot betriebliche Alkoholprobleme wirksam lösen kann. Es schafft zwar einerseits klare Verhältnisse, wird andererseits jedoch nur wirksam, wenn Übertretungen auch geahndet werden. Wenn es – neben anderen präventiven Maßnahmen – durch ein Alkoholverbot jedoch gelingt, dass im Betrieb kein oder nur noch sehr wenig Alkohol getrunken wird, ist viel erreicht.

Je mehr alkoholfreie Räume geschaffen werden können, desto weniger alkoholbedingte Schäden treten auf. Darüber hinaus reagiert das Umfeld in alkoholfreien Bereichen sensibler auf Alkoholmissbrauch und schreitet deshalb auch früher ein.

Wenn ein Alkoholverbot eingeführt werden soll, dann ist es am zweckmäßigsten, alle Arten alkoholischer Getränke einzuschließen. Das Verbot sollte für alle Abteilungen und Bereiche sowie für Feiern oder Jubiläen gelten.

Ein derartiges Verbot kann nur durch eine Betriebsvereinbarung festgelegt werden. Darin sollte geregelt werden, wie bei Verstößen zu verfahren ist.

8.2 Maßnahmen des Arbeitgebers

Sicherungsmaßnahmen

In der Praxis stellt sich bei Verstößen gegen den § 38 UVV „Allgemeine Vorschriften" die Frage der Beweispflicht. Daher taucht oft der Wunsch auf, den Alkoholisierungsgrad mit einem Atemalkoholgerät festzustellen. Dieser Test kann nicht erzwungen werden, auch wenn er Bestandteil einer Betriebsvereinbarung ist, weil hier in die Persönlichkeitssphäre des Arbeitnehmers eingegriffen wird. Verweigert der Arbeitnehmer den Test, kann der Arbeitgeber nicht davon ausgehen, dass die Unfallgefahr dadurch bewiesen ist. Denn der Arbeitgeber muss beweisen, dass der Arbeitnehmer infolge Alkoholgenusses seine Arbeitsleistung nicht erbringen kann. Weil objektive Beurteilungsmethoden fehlen, reicht der so genannte Zeugenbeweis aus (siehe Kapitel 3.1). Der Arbeitnehmer kann, wenn er sich ungerecht behandelt fühlt, den Gegenbeweis erbringen, z. B. durch ein aktuelles Attest von einem Arzt.

Abmahnung

Eine alkoholbedingte Nicht-, Minder- oder Schlechtleistung des Arbeitnehmers sowie sonstige arbeitsvertragliche Pflichtverletzungen können grundsätzlich abgemahnt werden. Der Arbeitgeber macht damit den Beschäftigten darauf aufmerksam, dass er durch sein Verhalten gegen seinen Arbeitsvertrag verstößt. Die Abmahnung sollte schriftlich erfolgen und zu den Personalakten gelegt werden. Der Betriebsrat erhält eine Kopie, seine Zustimmung muss nicht eingeholt werden, da die Abmahnung in den Bereich des Einzelvertrages fällt. Die Abmahnung muss zwingend einen Hinweis auf die Rechtsfolgen (z. B. Kündigung) enthalten, wenn sich der Vorfall wiederholt.

Eine Abmahnung ist jedoch unzulässig, wenn der Arbeitnehmer alkoholabhängig ist. Nach Urteilen des Bundesarbeitsgerichtes ist der alkoholisierte, abhängige Arbeitnehmer wie jeder andere kranke Arbeitnehmer zu behandeln. Es wird davon ausgegangen, dass er sich suchtbedingt nicht anders verhalten konnte.

Minderung des Arbeitsentgeltes

Soweit ein Arbeitnehmer alkoholbedingt nicht in der Lage ist, seine geschuldete Arbeitsleistung zu erbringen, kann der Arbeitgeber das Entgelt zeitanteilig kürzen. Zu beachten ist jedoch auch hier, dass ein alkoholkranker Mitarbeiter ggf. Anspruch auf Lohnfortzahlung hat.

Alkoholismus stellt eine Krankheit dar, deren Entstehung der Arbeitnehmer nicht zu vertreten hat, die er also nicht schuldhaft herbeigeführt hat. Daher hat er während der Zeit eines krankheitsbedingten Fernbleibens von der Arbeit einen Anspruch auf Fortzahlung seiner Bezüge, sofern eine Arbeitsunfähigkeitsbescheinigung, wie tarifrechtlich verlangt, vorgelegt wird.

Der Vorgesetzte kann das geltende Arbeitsrecht für gezielte Interventionen und lösungsorientierte Maßnahmen nutzen, z. B.:

- durch die Auflage, bei häufigen Kurzfehltagen eine Arbeitsunfähigkeitsbescheinigung vom ersten Krankheitstag an vorzulegen
- durch die Aufforderung an den kranken Mitarbeiter, geeignete Therapiemaßnahmen einzuleiten und durchzuführen, um zukünftig Fehlzeiten zu reduzieren.

Das Bundesarbeitsgericht hat jedoch entschieden, dass Alkoholabhängige nicht von vorneherein schuldunfähig sind. Sie sind durchaus imstande, die von einem verständigen Menschen im eigenen Interesse zu erwartende Verhaltensweise zu beachten. Daher kann im Einzelfall ein Arbeitnehmer bei einem auf Trunkenheit zurückzuführenden Arbeits- oder Wegeunfall das Recht auf Lohnfortzahlung oder auch den Versicherungsschutz verlieren, wenn er nicht darlegen kann, dass er zu diesem Zeitpunkt bereits alkoholabhängig war.

Deshalb hat der Arbeitnehmer Mitwirkungspflichten bei der Aufklärung der Umstände, die zu seiner Abhängigkeit geführt haben. Kommt er seiner Mitwirkungspflicht nicht nach, muss er in Kauf nehmen, dass der Arbeitgeber oder im Streitfall das Gericht davon ausgeht, dass die Arbeitsunfähigkeit auf ein Verschulden des Arbeitnehmers zurückzuführen ist.

8.3 Beendigung des Arbeitsverhältnisses

Alkoholbedingte Nicht-, Minder- oder Schlechtleistung, Übertretung eines Alkoholverbotes, Trunkenheit und damit verbundene Ausfälle sowie aggressives Verhalten unter Alkoholeinfluss können nach vorheriger Abmahnung eine verhaltensbedingte ordentliche, bei schweren Verstößen oder in Wiederholungsfällen auch eine außerordentliche Kündigung rechtfertigen.

Eine Kündigung sollte in jedem Fall die letzte Möglichkeit des Arbeitgebers sein. Insbesondere für Alkoholkranke ist der Arbeitsplatz häufig noch der einzige Ort, an dem sie Halt finden und wofür es sich lohnt, eine Veränderung durch eine Therapie anzustreben. In diesem Stadium ist es deshalb besonders wichtig, die arbeitsrechtlichen Schritte mit Hilfsangeboten zu verbinden und dem Mitarbeiter mit Alkoholproblemen Beratungs- und Therapiemöglichkeiten zu empfehlen. Darüber hinaus steht eine Kündigung auf schwachen Füßen, wenn der Arbeitnehmer keine Chance für eine Therapie erhalten hat.

Ordentliche Kündigung

Eine ordentliche Kündigung wegen eines alkoholbedingten Fehlverhaltens ist zulässig, wenn sie sozial gerechtfertigt ist. Dies ist der Fall, wenn dem Arbeitgeber aus Gründen der Person (personenbedingte Kündigung) oder auf Grund des Verhaltens des Beschäftigten (verhaltensbedingte Kündigung) nicht zuzumuten ist, den Arbeitnehmer weiter zu beschäftigen. Bei Alkoholabhängigkeit kommen beide Kündigungsformen in Betracht.

Verhaltensbedingte Kündigung

Verschiedene Landesarbeitsgerichte haben ausgeführt, dass eine verhaltensbedingte Kündigung in Betracht zu ziehen ist, wenn der Beschäftigte infolge seines Alkoholkonsums wiederholt seine arbeitsvertraglichen Pflichten verletzt. Alkoholkonsum beeinträchtigt die Arbeitsleistung, führt zu Fehlzeiten und unentschuldigtem Fernbleiben und verschlechtert das Betriebsklima. Eine fristgerechte verhaltensbedingte Kündigung ist auch bei vorliegender und bekannter Alkoholabhängigkeit nicht von vornherein unwirksam, wie einige Arbeitsgerichtsurteile zeigen.

Personenbedingte Kündigung

Eine personenbedingte Kündigung setzt eine umfassende Interessenabwägung voraus. Dabei sind alle betrieblichen Umstände, aber auch die Interessen des Arbeitnehmers am Erhalt seines Arbeitsplatzes zu berücksichtigen. Insbesondere müssen die allgemeinen von der Rechtsprechung aufgestellten Grundsätze für krankheitsbedingte Kündigungen beachtet werden.

Bei einem alkoholabhängigen Mitarbeiter kann eine personenbedingte Kündigung dann gerechtfertigt sein, wenn erhebliche Fehlzeiten eingetreten sind und mit weiteren gerechnet werden muss. Von dieser negativen Gesundheitsprognose ist bei einer unbehandelten Alkoholkrankheit in der Regel auszugehen. Darüber hinaus müssen – zur Rechtfertigung der Kündigung – durch die Fehlzeiten erhebliche Störungen im Arbeitsablauf, hohe Belastungen der Kollegen sowie höheren Kostenbelastungen auf Seiten des Arbeitgebers entstanden sein.

In jedem Fall sollte der Arbeitgeber im Rahmen seiner Fürsorgepflicht dem Arbeitnehmer eine Entwöhnungs-Behandlung nahe legen und das Ergebnis abwarten, bevor er eine Kündigung ausspricht.

Von Seiten der Rechtsprechung muss der Betrieb also lange warten, bevor er das Problem per Kündigung lösen kann. Insofern lohnt es sich, so früh wie möglich auf den Arbeitnehmer mit einer beginnenden oder bereits manifestierten Alkoholkrankheit konstruktiv einzuwirken und ihn zu einer Behandlung zu motivieren.

8.4 Rückfall und Arbeitsrecht

Während die Arbeitsgerichte Alkoholismus als eine in der Regel nicht selbstverschuldete Krankheit betrachten und deshalb eine Lohnfortzahlung im Krankheitsfall als gerechtfertigt ansehen, wird ein Rückfall nach einer Entwöhnungsbehandlung als selbstverschuldet eingestuft. Die Entgeltfortzahlung ist im Krankheitsfall zu verweigern und eine verhaltensbedingte Kündigung gerechtfertigt. In mehreren Urteilen begründet das Bundesarbeitsgericht diese Haltung damit, dass ein Arbeitnehmer nach einer Entwöhnungsbehandlung wissen müsste, dass er auf Grund seiner Alkoholgefährdung jeglichen Alkoholgenuss zu unterlassen hat. Er verstößt – wenn er wieder Alkohol konsumiert – gröblich gegen die von einem verständigen Menschen im eigenen Interesse zu erwartende Verhaltensweise und handelt damit schuldhaft im Sinne des Entgeltfortzahlungsgesetzes.

Der Rückfall wird hier als persönliche Entgleisung gesehen. Er hätte bei Einsatz von Willensstärke und Anstrengung vermieden werden können: Der Mensch habe durch die Behandlung volle Einsicht in seine Alkoholkrankheit gewonnen, könne die Folgen eines erneuten Alkoholkonsums übersehen und müsse deshalb aus rationalen Gründen von erneutem Alkoholgebrauch Abstand nehmen, so die Begründung des Gerichts.

Dieser Argumentation können die Autoren nicht folgen. Die neueren Ergebnisse der Rückfallforschung zeigen, dass mangelnde Einsicht und Unwilligkeit nicht die maßgeblichen Rückfallursachen sind. Vielmehr hat sich gezeigt, dass Rückfälle ausgelöst werden durch:

- Unangenehme Gefühlszustände (z. B. Ängste, Depressivität, Ärger, Enttäuschung, Kränkungen, diffuse Spannungen, Stimmungsschwankungen)
- Zwischenmenschliche Einflussfaktoren, wie z. B. Konfliktsituationen, zwischenmenschliche Spannungen, Zusammensein mit Konsumenten alkoholischer Getränke (Betriebsfeiern) verbunden mit Aufforderungen zum Mittrinken (sozialer Druck).

Rückfälle sind aus unserer Sicht nicht als Verschulden zu werten, sondern stellen häufig einen Versuch dar, starke innere Spannungen oder äußeren Druck zu überwinden und zwar mit einem Mittel, mit dem man bisher diese Situationen „erfolgreich" gelöst hat. Auf die neu gelernten Lösungsmöglichkeiten hat der Betroffene zu diesem Zeitpunkt noch keinen Zugriff mit der Konsequenz, dass in diesen Situationen noch Lernbedarf besteht (ausführlicher hierzu Fleck, Körkel und Schmidt, siehe Literatur).

Es ist davon auszugehen, dass es eine Vielzahl von Ursachen gibt, die an der Entstehung und Aufrechterhaltung eines Rückfalls mitwirken. Bei der Prüfung eines möglichen Verschuldens sind also mehrere Aspekte zu berücksichtigen:

- Art und Dauer der Entwöhnungsbehandlung (ambulant, stationär, kurz-, mittel-, langfristig)
- psychische Situation, familiäre Situation
- Einstellung der Arbeitskollegen, des Vorgesetzten und des betrieblichen Umfeldes zum abstinent lebenden Mitarbeiter
- Wiedereingliederung in den Betrieb
- vorhandene und genutzte Nachsorgemaßnahmen, Besuch von Selbsthilfegruppen
- persönliches Rückfallmanagement.

Bei der arbeitsrechtlichen Bewertung von Rückfällen bedarf es unserer Meinung einer Korrektur, wenn die Ergebnisse der Rückfallforschung in der Rechtsprechung eine entsprechende Würdigung und Berücksichtigung finden sollen. Rückfälle sind eher die Regel als eine Ausnahme. Wie ein Rückfall vom Umfeld und vom Betroffenen selbst bewertet wird, hat entscheidende Auswirkungen darauf, welches Ausmaß der Rückfall annimmt: ob aus dem Rückfall ein Absturz wird oder der Einstieg in einen weiteren Lern- und

Entwicklungsprozess. Zu bedenken ist bei der Betrachtung des Themas Rückfall noch, dass jede andere Krankheit mit chronischem Verlauf auch „Rückfälle" haben kann, z. B. Herzerkrankungen, Bandscheibenvorfälle oder Diabetes, die anders bewertet werden.

8.5 Alkoholbedingtes Fehlverhalten im weiteren Sinne

Von alkoholbedingtem Fehlverhalten im weiteren Sinne spricht man, wenn ein Arbeitnehmer z. B. infolge Alkoholkonsums Gelder veruntreut, Tätlichkeiten im Dienst begeht oder betriebliche Geheimnisse verrät. Diese Pflichtverstöße können grundsätzlich auch dann abgemahnt werden oder zur Kündigung führen, wenn sie von einem alkoholkranken Mitarbeiter begangen werden.

Die Alkoholabhängigkeit als Krankheit macht einen Arbeitnehmer nicht schuldunfähig für alle Pflichtwidrigkeiten, die er unter Alkoholeinfluss begeht. In aller Regel wird auch der Abhängigkeitskranke – möglicherweise eingeschränkt – das für den Schuldvorwurf erforderliche Einsichtsvermögen besitzen.

8.6 Schadensersatzpflicht

Verursacht ein Arbeitnehmer unter Alkoholeinfluss Schäden an Geräten und Betriebseinrichtungen, kann der Arbeitgeber Schadensersatz verlangen. Wird bei einem Arbeitsunfall durch den alkoholisierten Mitarbeiter (z. B. unsachgemäße Bedienung eines Krans) ein Kollege verletzt, kann dieser ebenfalls Schadensersatz erwarten. Außerdem muss der Mitarbeiter damit rechnen, dass die Berufsgenossenschaft Ansprüche an ihn stellt, wenn der Alkohol die alleinige oder wesentliche Ursache des Unfalls war. Auch eine Bestrafung wegen Körperverletzung ist möglich.

Vorgesetzte setzen sich Regressionsansprüchen der Berufsgenossenschaft oder gar einer strafrechtlichen Verfolgung aus, wenn sie sich leichtfertig und sorglos gegenüber dem betrunkenen Arbeitnehmer verhalten haben.

8.7 Unfallversicherung

Wenn der Alkoholkonsum eines Beschäftigten die einzige wesentliche Ursache eines Arbeitsunfalles gewesen ist und auf Grund der Alkoholeinwirkung eine zweckgerichtete Arbeit nicht mehr möglich war, dann erscheint es fraglich, ob in diesem Fall ein entschädigungspflichtiger Arbeitsunfall vorliegt. Die allgemeine Rechtsprechung geht davon aus, dass im Falle der Trunkenheit am Arbeitsplatz kein ursächlicher Zusammenhang zwischen der verrichteten Tätigkeit und dem Unfallereignis besteht. Das heißt, durch die Trunkenheit hat sich der Arbeitnehmer von der Arbeit gelöst und den Versicherungsschutz verloren. Auch hier kann ein Vorgesetzter in Regress genommen werden, wenn er den angetrunkenen Mitarbeiter fahrlässig oder wider besseres Wissen eine gefahrengeneigte Tätigkeit hat ausführen lassen.

8.8 Wegeunfälle

Eine besondere Problematik stellen die Wegeunfälle dar, die häufiger bei so genannten „Spiegeltrinkern" geschehen. „Spiegeltrinker" sind Menschen mit einer hohen Toleranz gegenüber Alkohol, einer körperlichen Abhängigkeit und ständig höheren Blutalkoholwerten zwischen 1,5 ‰ und 2,5 ‰. Der gesetzliche Unfallversicherungsschutz bei einem Wegeunfall erlischt, wenn eine relative oder absolute Fahruntüchtigkeit vorliegt und Alkohol die rechtlich allein wesentliche Ursache für den Unfall darstellt.

Relative Fahruntüchtigkeit ist bei einem Blutalkoholspiegel zwischen 0,3 ‰ und 1,09 ‰ gegeben. Von einer absoluten Fahruntüchtigkeit geht man ab 1,1 ‰ aus. In letzterem Fall ist Alkohol in der Regel als die alleinige Ursache für den Unfall zu werten. Als Konsequenz kann das bedeuten, dass z. B. der Witwe eines auf dem Heimweg vom Dienst tödlich verunglückten alkoholabhängigen Mitarbeiters die Auszahlung einer Hinterbliebenenrente verweigert wird. Weist die Witwe nach, dass der unmittelbare Vorgesetzte grob fahrlässig gehandelt hat, weil er den Mitarbeiter nicht an der Heimfahrt im alkoholisierten Zustand hinderte, kann der Vorgesetzte zivilrechtlich zum Ersatz der ausgefallenen Leistung herangezogen werden.

8.9 Offenbarungspflicht bei Einstellungen

Bei Einstellungsgesprächen muss der Arbeitnehmer die Frage nach einer Krankheit beziehungsweise nach dem Gesundheitszustand wahrheitsgemäß beantworten, sofern sie für die vorgesehene Tätigkeit hinsichtlich Arbeitsplatz, Arbeitszeit und Arbeitsbelastung von Bedeutung ist. Eine akut bestehende Alkoholabhängigkeit ist eine Krankheit, durch die die Eignung eines Bewerbers erheblich beeinträchtigt oder gar ausgeschlossen werden kann. Daher muss der Arbeitnehmer auf jeden Fall seine Abhängigkeitserkrankung auf Befragen offenbaren. Wird eine solche Frage unvollständig oder wahrheitswidrig beantwortet, darf der Arbeitsvertrag angefochten oder gekündigt werden.

Besteht nach einer Entwöhnungsbehandlung keine Abhängigkeitserkrankung mehr, muss sie als ausgeheilte Krankheit nicht mitgeteilt werden.

In Selbsthilfegruppen, zum Teil auch in Fachkliniken oder ambulanten Beratungsstellen, werden behandelte Alkoholkranke aus Gründen der Wahrheit und Klarheit ermutigt, sich auch nach Jahren der Abstinenz als „Alkoholiker" zu bezeichnen. Bei der heutigen Arbeitsmarktsituation sollten sich abstinent lebende Alkoholkranke daher auf die Frage nach einer bestehenden oder „ausgeheilten" Abhängigkeitserkrankung vorbereiten, um entsprechende Erklärungen abgeben zu können, die einem Laien ihre persönliche Sichtweise verständlich machen. Häufig gelingt es dann, die Einstellungschancen zu erhöhen.

Anhang

1 Beispiel einer Betriebsvereinbarung „Sucht“ *)

Zwischen der Geschäftsleitung der Firmen INA Werk Schaeffler KG und INA Wälzlager Schaeffler KG Herzogenaurach und den Betriebsräten IWS und IVS der oben genannten Firmen wird gemäß § 87 Abs. 1 Ziffer 1 Betriebsverfassungsgesetz von 1972 nachfolgende Betriebsvereinbarung abgeschlossen:

§ 1: Geltungsbereich

Diese Betriebsvereinbarung gilt für alle Beschäftigten der Firmen INA Werk Schaeffler KG und INA Wälzlager Schaeffler KG in Herzogenaurach.

§ 2: Ziel der Betriebsvereinbarung

Ziel der Betriebsvereinbarung ist es, den Suchtmittelmissbrauch (z. B. Alkohol, Medikamente) sowie den illegalen Drogenmissbrauch zu thematisieren und den Gefährdeten und abhängig Kranken ein rechtzeitiges Hilfsangebot zu unterbreiten. Hilfe soll auch denen angeboten werden, die unter anderem süchtigen Verhalten leiden. Damit soll u. a. auch die Arbeitssicherheit erhöht und die Gesundheit der Mitarbeiter erhalten und gefördert werden.
Diese Betriebsvereinbarung sichert die Gleichbehandlung aller Betroffenen und will allen Beteiligten eine durchschaubare Richtlinie über Verfahrensweisen an die Hand geben.

§ 3: Gebrauch von Suchtmitteln

- Für den allgemeinen Genuss von Alkohol gelten die Grundsätze der UVV § 38, wonach Versicherte (Arbeitnehmer) sich nicht durch Alkoholgenuss in einen Zustand versetzen dürfen, durch den sie sich selbst oder andere gefährden können, und wonach Versicherte, die infolge Alkoholgenusses oder anderer berauschender Mittel nicht mehr in der Lage sind, ihre Arbeit ohne Gefahr für sich oder andere auszuführen, mit Arbeiten nicht beschäftigt werden dürfen.
- Die Einnahme von Medikamenten – insbesondere Schmerzmittel mit Suchtsubstanzen, Schlafmittel, Psychopharmaka und Appetitzügler sollte

*) Wir danken der Firma INA Werk Schaeffler KG für die Erlaubnis zur Veröffentlichung ihrer Betriebsvereinbarung.

nur in Absprache mit Ärzten erfolgen. Diese Arzneimittel können wegen ihrer stimmungsverändernden Substanzen erhebliche Unfallgefahren auslösen.

- Der Konsum von Drogen ist verboten.
- In Räumen, in denen das Rauchen nicht verboten ist, wird an die Raucher appelliert, bei Anwesenheit von Nichtrauchern auf diese Rücksicht zu nehmen.

§ 4: Angebot von Alkohol – Ausgabe von Medikamenten

Geschäftsleitung und Betriebsrat sind gegen ein absolutes Alkoholverbot, wollen aber dazu beitragen, dass Alkohol nicht länger als ein alltägliches Konsummittel mißbraucht wird. Eine veränderte Trinkkultur soll über ein offenes Trinkverhalten erreicht werden. Deshalb wird das Angebot wie folgt geregelt:

- Der Verzehr von alkoholischen Getränken ist im Betriebsgelände untersagt (BV vom 15.03.1988).
- Mindestens einige alkoholfreie Getränke werden kostengünstiger als alkoholhaltiges Bier angeboten.
- In Getränkeautomaten wird kein alkoholhaltiges Bier angeboten.
- Für Abteilungen, in denen unter großer Hitze gearbeitet wird (z. B. Härterei), werden kostenlos alkoholfreie Getränke (z. B. Tee) abgegeben.
- Der private Verkauf von Getränken ist untersagt.
- Die Ausgabe von Medikamenten darf nur vom Werksarzt vorgenommen werden. Der Arbeitskreis Suchtprävention erhält Statistiken über den Medikamentenverbrauch in den Abteilungen.

§ 5: Aufklärung

Die Beschäftigten werden fortlaufend, umfassend und systematisch darüber aufgeklärt:

- dass Suchtmittel wie Alkohol, Medikamente mit stimmungsverändernden Substanzen, Drogen und das Schnüffeln von Lösungsmitteln die Menschen in ihrer Denk-, Reaktions- und Leistungsfähigkeit beeinträchtigen,
- dass diese Suchtmittel auch die Sicherheit und das Wohlbefinden anderer gefährden,
- dass der Mißbrauch dieser Suchtmittel – auch Nikotin – zu Abhängigkeitserkrankungen führen kann, aber auch an der Entstehung anderer

Volkskrankheiten, wie z. B. Herz-Kreislauf-Erkrankungen, Krebs, Erkrankungen der Atemwege, beteiligt sind usw.

§ 6: Schulungsmaßnahmen

Alle an verantwortlicher Stelle tätigen Beschäftigten (Vorarbeiter, Meister, Ausbilder, Abteilungsleiter, Schwerbehindertenvertrauensleute, Betriebsräte, Jugendvertreter, Sicherheitsbeauftragte, Beschäftigte der Sozialabteilung, des werksärztlichen Dienstes) werden systematisch über den Suchtmittelmissbrauch, über seine Folgen, z. B. Abhängigkeit von Alkohol und Medikamenten, Co-Alkoholismus, Mitwirkung bei Volkskrankheiten und über Formen süchtigen Verhaltens geschult.

Der Schulung von Vorgesetzten, die Gespräche mit Betroffenen zu führen haben, kommt dabei eine besondere Bedeutung zu.

Die Schulungen werden von externen und internen Fachreferenten durchgeführt.

§ 7: Beseitigung von Ursachen, die zum Missbrauch von Suchtmitteln Anlass geben

Bei verstärktem Suchtmittelmissbrauch in bestimmten Abteilungen oder Beschäftigtengruppen berät der Arbeitskreis Suchtprävention über geeignete Abhilfemaßnahmen.

§ 8: Maßnahmen und Hilfsangebote für Beschäftigte mit Suchtproblemen

Bei Mitarbeitern mit Suchtproblemen wird eine abgestufte Vorgehensweise von Maßnahmen durchgeführt, mit dem Ziel, diesen Beschäftigten möglichst frühzeitig zu helfen. In der nachfolgenden Übersicht ist die Vorgehensweise kurz dargestellt, die genaue Durchführung ist im Anhang 1 dieser Betriebsvereinbarung „Maßnahmen und Hilfsangebote für Beschäftigte mit Suchtproblemen“ festgelegt.

§ 9: Rückfall

Bei Rückfälligkeit nach einer ambulanten oder stationären Therapie oder trotz Besuch einer Selbsthilfegruppe ist im Einvernehmen mit dem Betroffenen, der Sozialberatung, dem Werksarzt, Betriebsrat und Vorgesetzten das weitere Vorgehen zu regeln. Das Vorgehen orientiert sich an Punkt 1 bis 7 der Hilfsmaßnahmen (Anhang 1).

Diagramm Interventionskette Sucht

Gespräch	Teilnehmer	Inhalt	Reaktion
1. Gespräch	Vorgesetzter Mitarbeiter	Verhalten beanstanden Hinweis auf Hilfsmöglichkeiten	
nach vier bis sechs Wochen			
2. Gespräch	Vorgesetzter Mitarbeiter	Fehlverhalten beanstanden*) Zusammenhang Suchtmittelmissbrauch und Fehlverhalten aufzeigen Aufforderung zum Handeln Hinweis auf Folgen	
nach drei Monaten			
3. Gespräch	Vorgesetzter Mitarbeiter Personalabteilung Betriebsrat Sozialberatung Werksarzt, Suchtgefährdetenhelfer Schwerbehindertenvertrauensmann	Fehlverhalten beanstanden*) Aufforderung, Hilfsmaßnahmen einzuleiten (z. B. Beratungsstelle, Selbsthilfegruppe aufsuchen, Therapie beantragen)	persönliche Maßnahmen Verwarnung
nach weiteren vier Wochen			
4. Gespräch	wie beim 3. Gespräch	Fehlverhalten beanstanden*) Klärung der Behandlungsbereitschaft	erste Abmahnung
nach weiteren vier Wochen			
5. Gespräch	wie beim 4. Gespräch	wie beim 4. Gespräch	zweite Abmahnung
KÜNDIGUNG			

*) Tritt kein Fehlverhalten mehr auf, wird die Interventionskette unterbrochen.

§ 10: Wiedereingliederung

Abstinent lebende Suchtkranke werden, soweit sie es selbst wünschen, bei ihrer Wiedereingliederung in den Betrieb – vor allem nach stationären Therapien – unterstützt. Ihnen wird ihr früherer oder ein vergleichbarer Arbeitsplatz angeboten. Sie werden z. B. nicht an Arbeitsplätzen mit Lösungsmitteln beschäftigt, deren Dämpfe süchtig machen.

Abstinent lebende Suchtkranke haben Anspruch darauf, dass Hinweise auf die Abhängigkeit nach drei Jahren aus der Personalakte entfernt werden.

§ 11: Bestellung eines/einer Suchtbeauftragten

Zur Koordination und weiteren Fortentwicklung der Suchtprävention wird eine verantwortliche Person als Suchtbeauftragter berufen.

Der/die Suchtbeauftragte hat folgende Aufgaben:

- Durchführung dieser Betriebsvereinbarung in Zusammenarbeit mit Betriebsrat und Geschäftsleitung
- Entwicklung von Maßnahmen zur Suchtprävention im Zusammenwirken mit dem Arbeitskreis Suchtprävention
- Vorschläge zur Beseitigung der Ursachen, die zum Suchtmittelmissbrauch und süchtigem Verhalten Anlass geben
- Organisation und Pflege von Kontakten zu den erforderlichen außerbetrieblichen Einrichtungen
- Anleitung der Suchtkrankenhelfer
- Leitung des Arbeitskreises „Suchtprävention".

Der/die Suchtbeauftragte arbeitet weisungsfrei und hat die Regeln der Schweigepflicht nach § 203 StGB zu beachten.

Das Amt des Suchtbeauftragten wird dem Aufgabengebiet der Sozialberatung zugeordnet.

§ 12: Arbeitskreis „Suchtprävention"

Der/die Suchtbeauftragte leitet den Arbeitskreis „Suchtprävention", in dem Geschäftsleitung, Betriebsrat, werksärztlicher Dienst, Sozialberatung, Sicherheitsbeauftragte, Leitung der Ausbildungswerkstatt, Schwerbehindertenvertrauensleute und Suchtgefährdetenhelfer/-innen mitarbeiten.

§ 13: Einsatz von Suchtgefährdetenhelfern

Zur Unterstützung des/der Suchtbeauftragten können in Absprache zwischen Betriebsrat und Geschäftsleitung Suchtgefährdetenhelfer/-innen, wenn sie eine entsprechende Ausbildung bei einer anerkannten Organisation nachweisen, eingesetzt werden.

- Ihre Aufgaben bestehen darin, mit Suchtmittelabhängigen Motivationsgespräche zu führen.

- Sie haben die Regeln der ärztlichen Schweigepflicht zu beachten.
- Sofern es ihre Aufgabe erfordert, werden sie ohne Minderung des Arbeitsentgeltes von der Arbeit freigestellt. Dabei dürfen sie in der Erfüllung ihrer Aufgaben nicht behindert und nicht benachteiligt werden. Das gilt auch für ihre berufliche Entwicklung.

Hier ist vorrangig an „trockene Alkoholiker“ gedacht, die aus eigener Erfahrung Hilfestellung leisten können.

§ 14: Schweigepflicht

Das Strafgesetzbuch sieht für Ärzte, Psychologen und Sozialarbeiter/innen in § 203 vor, dass Inhalte und Informationen über Hilfsgespräche grundsätzlich nur mit Einverständnis der Klienten weitergegeben werden dürfen. Das gilt auch gegenüber den jeweiligen Vorgesetzten. Diese Schweigepflicht gilt auch für die Suchtbeauftragten ebenso wie für die Suchtgefährdetenhelfer/innen.

§ 15: Sozialberatung

Die Sozialberatung bei INA arbeitet im Rahmen der entsprechenden Richtlinien weisungsfrei und untersteht nur der kaufmännischen Geschäftsleitung.

§ 16: Beilegung von Streitigkeiten

Wird zwischen Geschäftsleitung und Betriebsrat über die Auslegung und Anwendung dieser Betriebsvereinbarung keine Einigung erzielt, entscheidet die Einigungsstelle nach § 76 Abs. 5 BetrVG.

§ 17: Geltungsdauer

Die Betriebsvereinbarung tritt mit Wirkung vom 01. 05. 1993 in Kraft. Die Kündigungsfrist beträgt drei Monate zum Schluss eines Kalenderjahres.

....

Betriebsrat IWS | Betriebsrat IVS | Geschäftsleitung

Herzogenaurach, den 01. 05. 1993

Maßnahmen und Hilfsangebote für Beschäftigte mit Suchtproblemen

Ausführungen zu § 8 der Betriebsvereinbarung

1. Entsteht bei einem Vorgesetzten der Eindruck, dass bei einem Mitarbeiter eine Suchtgefährdung oder -erkrankung besteht und der Mitarbeiter deshalb seinen arbeitsvertraglichen Verpflichtungen nicht mehr nachkommen kann, hat der jeweilige Vorgesetzte mit dem Betroffenen ein vertrauliches Gespräch zu führen. Dabei werden dem Betroffenen die arbeitsvertraglichen Pflichtverletzungen (z. B. Unpünktlichkeit, unentschuldigte Kurzfehlzeiten, sonstige Ausfallzeiten, Unzuverlässigkeit, Störung des Arbeitsfriedens, starke Leistungsschwankungen usw.) dargelegt sowie die Vermutung, dass diese im Zusammenhang mit Suchtmittelmissbrauch stehen. Der Mitarbeiter wird auf die Möglichkeit der Behandlung von Suchterkrankungen hingewiesen und über die ,,Maßnahmen und Hilfsangebote für Beschäftigte mit Suchtproblemen" informiert.

   Ihm wird empfohlen, den Betriebsärztlichen Dienst oder die Sozialberatung aufzusuchen, die über Behandlungsmöglichkeiten bei Suchterkrankungen informieren und den Mitarbeiter beraten, wie er seiner Suchterkrankung entgegenwirken kann.

2. Wenn festzustellen ist, dass der Mitarbeiter erneut arbeitsvertragliche Pflichten verletzt und dies vermutlich im Zusammenhang mit einer Suchtgefährdung/-erkrankung steht, führt der Vorgesetzte nach einer angemessenen Zeitspanne (empfohlener Zeitraum: 4 – 6 Wochen) mit dem Betroffenen ein zweites Gespräch. Dem Betroffenen wird die Verletzung arbeitsvertraglicher Pflichten dargelegt. Er wird aufgefordert, sich bei inner- bzw. außerbetrieblichen Beratungsstellen über Hilfsangebote bei Suchtgefährdung/-erkrankung zu informieren.

   Der Betroffene wird nochmals auf die „Maßnahmen" hingewiesen, d. h. er wird über die Maßnahmen informiert, die bei weiteren Auffälligkeiten durchgeführt werden, sofern er keine geeigneten Schritte einleitet, um seiner Suchtgefährdung/-erkrankung entgegenzuwirken.

Die Gespräche bis zu diesem Zeitpunkt werden noch nicht zum Anlass für Disziplinarmaßnahmen genommen. Dem Betroffenen werden aber disziplinarische und andere Maßnahmen (z. B. Arbeitsunfähigkeitsnachweis ab 1. Krankheitstag, Abzug von außertariflichen Leistungen, Versetzung) angekündigt, die bei weiteren arbeitsvertraglichen Pflichtverletzungen und fehlender Behandlungsbereitschaft durchgeführt werden können.

Der Vorgesetzte unterrichtet anschließend Sozialberatung und Betriebsärztlichen Dienst über das Gespräch.

Ist der Vorgesetzte nach einem angemessenen Zeitraum (in der Regel 2–3 Monate) weiterhin der Auffassung, dass bei dem Mitarbeiter eine Suchtgefährdung/-erkrankung vorliegt und der Betroffene nicht bereit ist, geeignete Maßnahmen zu ergreifen, um seiner Suchtgefährdung/-erkrankung entgegenzuwirken, informiert er die Personalabteilung.

3. Die Personalabteilung informiert rechtzeitig vor Durchführung weiterer Gespräche den Betriebsrat über die vermutete Suchtgefährdung/-erkrankung. Kommt es zu einer erneuten arbeitsvertraglichen Pflichtverletzung, lädt sie den Betroffenen zum ersten Gespräch in die Personalabteilung ein, an dem außerdem teilnehmen: Vorgesetzter, Suchtgefährdetenhelfer, ein Betriebsratsmitglied, Betriebsärztlicher Dienst, Sozialberatung, bei Schwerbehinderten zusätzlich der Schwerbehindertenvertrauensmann.

   Dem Mitarbeiter werden nochmals die festgestellten Verstöße gegen arbeitsvertragliche Pflichten dargelegt sowie der vermutete Zusammenhang mit einer Suchtgefährdung/-erkrankung. Es wird ausdrücklich vom Mitarbeiter verlangt, dass er Schritte zur Überwindung seiner Suchtgefährdung/-erkrankung einleitet, z. B. eine Suchtberatungsstelle aufsucht, sich einer Selbsthilfegruppe anschließt oder sich in ambulante oder stationäre Therapie begibt.

   Nach diesem Gespräch kann es zur ersten arbeitsvertraglichen Konsequenz (Verwarnung) kommen, außerdem können die unter 2. genannten anderen Maßnahmen durchgeführt werden.

4. Kommt es zur weiteren Verletzung arbeitsvertraglicher Pflichten, findet ein zweites Gespräch in der Personalabteilung statt, mit dem gleichen

Teilnehmerkreis wie in 3., der Abstand zwischen den beiden Gesprächen muss mindestens vier Wochen betragen.

Dem Betroffenen werden nochmals die arbeitsvertraglichen Verstöße dargelegt und die bestehenden Hilfsmöglichkeiten erklärt. Es wird geklärt, inwieweit der Mitarbeiter bereit ist, die angebotenen Hilfsmaßnahmen anzunehmen.

Ist der Betroffene nicht bereit, die angebotenen Hilfsmaßnahmen einzuleiten, kann die zweite arbeitsvertragliche Konsequenz (Abmahnung) gezogen werden.

Spätestens nach diesem Gespräch soll in angemessener Weise die Familie/der Partner des Mitarbeiters über die Auffälligkeit im Betrieb und die Maßnahmen des Betriebes informiert werden.

5. Kommt es weiterhin zu arbeitsvertraglichen Pflichtverletzungen, findet frühestens nach weiteren vier Wochen das dritte Gespräch in der Personalabteilung statt, mit dem gleichen Teilnehmerkreis wie in 3., ggf. wird noch ein Familienmitglied eingeladen. Ist der Betroffene weiterhin nicht bereit, das Hilfsangebot anzunehmen, kann die zweite Abmahnung erfolgen.

   Außerdem wird der Mitarbeiter informiert, dass die Kündigung des Arbeitsverhältnisse beabsichtigt ist, falls es zu weiteren arbeitsvertraglichen Pflichtverletzungen kommt und das Hilfsangebot nicht angenommen wird.

6. Kommt es zu weiteren arbeitsvertraglichen Pflichtverletzungen und ist der Betroffene weiterhin nicht bereit, das Hilfsangebot anzunehmen, kann das Arbeitsverhältnis unter Beachtung der Mitbestimmungsrechte des Betriebsrats gekündigt werden. Das Arbeitsverhältnis wird fristgerecht gekündigt, sofern nicht nach den vorliegenden Umständen die Einhaltung der Kündigungsfrist unzumutbar ist.

   Bei Ausspruch der Kündigung soll in allen Fällen darauf Rücksicht genommen werden, dass die Entwöhnungsbehandlung möglichst unmittelbar nach Beendigung des Arbeitsverhältnisses angetreten werden kann.

7. Mit der Kündigung wird dem Betroffenen zugesagt, dass die Firma sich um seine Wiedereinstellung bemüht, für den Fall, dass er innerhalb eines Jahres nach seinem Ausscheiden durch ärztliches Zeugnis nachweist, dass die Entwöhnungsbehandlung erfolgreich abgeschlossen ist und er zum Zeitpunkt der von der Firma vorzunehmenden Wiedereinstellung als abstinent anzusehen ist. Die Entscheidung über die Wiedereinstellung ist in Abstimmung von Personalabteilung und Betriebsrat zu treffen.

   Bei Wiedereinstellung wird der Betroffene an einem dem früheren gleichwertigen Arbeitsplatz eingesetzt. Im Falle einer Wiedereinstellung wird die frühere Betriebszugehörigkeit nach Ablauf von 2 Jahren angerechnet, sofern der Betroffene bis zu diesem Zeitpunkt nicht rückfällig geworden ist.

Gültigkeit dieser Betriebsvereinbarung auch für leitende Angestellte nach § 1 Abs. 2 (II) Werktarifvertrag

Die leitenden Angestellten, die nach § 1 Abs. 2 (II) Werktarifvertrag nicht zum Geltungsbereich des Werktarifvertrags gehören, schließen sich dieser Betriebsvereinbarung durch eine Zusatzvereinbarung zu ihren jeweiligen Einzelverträgen an.

Die Personalabteilung übernimmt die Aufgabe, mit den leitenden Angestellten, die beim Inkrafttreten dieser Betriebsvereinbarung zum o.g. Kreis gehören, eine derartige Zusatzvereinbarung abzuschließen sowie dies bei allen zukünftigen Aufnahmen in den o.g. Kreis zu berücksichtigen.

Verpflichtung für die Vorgesetzten

1. Vorgesetzte im Sinne dieser Betriebsvereinbarung sind alle diejenigen, die dazu berechtigt und verpflichtet sind, Mitarbeiter/innen Arbeitsanweisungen zu erteilen und über die Art der Ausführung zu urteilen.

2. Das Vorliegen von arbeitsvertraglichen Pflichtverletzungen eines/r Mitarbeiters/in und der Verdacht, dass diese im Zusammenhang mit dem inner- und/oder außerbetrieblichen Missbrauch von Alkohol oder anderen Suchtmitteln stehen, verpflichten den Disziplinarvorgesetzten dazu, mit dem/der Mitarbeiter/in ein klärendes Gespräch zu führen.

3. Wird dieses Gespräch vom Vorgesetzten trotz eines offensichtlich möglichen Zusammenhangs zwischen arbeitsvertraglichen Pflichtverletzungen und Suchtmittelmissbrauch eines/r Mitarbeiters/in n i c h t geführt, begeht er – wie bereits bisher schon – eine arbeitsvertragliche Pflichtverletzung.

Erwartungen an alle Mitarbeiterinnen und Mitarbeiter

1. Aufgrund der menschlichen Fürsorgepflicht gegenüber alkoholgefährdeten Kolleginnen und Kollegen, welche nach aller Erfahrung erst im Endstadium ihrer Suchtentwicklung das Selbstzerstörerische ihres abnormen Trinkverhaltens erkennen, wird von allen Mitarbeiter/innen erwartet, dass sie alles unterlassen, was dem Alkoholgefährdeten dazu verhilft, die Folgen seines Trinkens seiner betrieblichen Umwelt – insbesondere seinem Vorgesetzten – zu verheimlichen. Beispiele hierfür wären: Wegräumen von Flaschen, Übernahme von Telefongesprächen, Wahrnehmung von Terminen, Entschuldigen beim Vorgesetzten durch schwer nachvollziehbare Krankheitsbilder, Übernahme von Arbeitsleistungen, die durch den Alkoholgefährdeten hätten durchgeführt werden müssen usw.

   Dieses vermeintlich „kollegiale" Verhalten hindert den Alkoholgefährdeten daran, seine (beginnende) Abhängigkeit zu erkennen und verzögert in unverantwortlicher Weise den möglichen Beginn eines Genesungsprozesses bei dem Betroffenen, gefährdet dadurch sogar das Leben des Alkoholgefährdeten. Durch solche ungeeigneten „kollegialen Hilfestellungen" wird der/die nichtgefährdete Kollege/Kollegin zum „Co-Alkoholiker" mit allen sicher nicht beabsichtigten negativen Folgen für den Alkoholgefährdeten.

2. Es ist nicht erwünscht, dass vermeintlich alkoholgefährdete Kolleg/innen wegen der Art ihres Alkoholmissbrauches an irgendeiner Stelle des Betriebes denunziert werden. Es ist aber erwünscht, dass alles unterlassen wird, das alkoholgefährdeten Kolleg/innen ermöglicht, immer wieder vergeblich über viele Jahre hinweg zu versuchen, im und unter dem Schutz ihrer Abteilungen eine sich entwickelnde oder bereits bestehende Abhängigkeit ohne Hilfestellung von außen unter Kontrolle zu bringen.

Regelung zur Vorgehensweise von Vorgesetzten bei Nichteinsetzbarkeit eines Mitarbeiters nach Einnahme berauschender bzw. stimmungsverändernder Mittel

1 Zielsetzung

Grundlage dieser Richtlinie bildet § 38 Abs. 1 der Unfallverhütungsvorschrift UVV 1.0, der besagt, dass sich Versicherte (Arbeitnehmer) nicht durch Alkoholgenuss in einen Zustand versetzen dürfen, durch den sie sich selbst oder andere gefährden können, bzw. infolge Alkoholgenusses oder anderer berauschender oder stimmungsverändernder Mittel nicht mehr in der Lage sind, ihre Arbeit ohne Gefahr für sich oder andere auszuführen.

Ziel der Richtlinie ist es, einerseits den Vorgesetzten konkrete Handlungs- und Ablaufanweisungen für den Bedarfsfall zu geben und andererseits durch die Durchführung der Richtlinie die Arbeitssicherheit im Betrieb zu erhöhen.

2 Verantwortlichkeit

Im Fall der Nichteinsetzbarkeit eines Mitarbeiters aufgrund akuter Alkoholisierung oder der Einnahme stimmungsverändernder Substanzen ist es die Pflicht des unmittelbaren Vorgesetzten durch die Durchführung entsprechender Maßnahmen die Arbeitssicherheit des betreffenden Mitarbeiters und der mit ihm Arbeitenden zu garantieren. Als unmittelbare Vorgesetzte gelten dabei Schichtmeister, Schichtführer, Schichtaufsicht in der dritten Schicht oder der jeweilige nächsthöhere Vorgesetzte.

3 Handlungsablauf

3.1 Feststellung der Nichteinsetzbarkeit oder Gefährdung

Der Vorgesetzte muss beurteilen, ob eine Gefährdung der Sicherheit am Arbeitsplatz vorliegt. Ebenso hat er dafür Sorge zu tragen, dass Mitarbeitern, die nach § 38 UVV 1.0 ein Arbeitssicherheitsrisiko darstellen, die Weiterführung ihrer Tätigkeiten am Arbeitsplatz untersagt wird oder, soweit notwendig, die entsprechende Person aus dem Gefahrenbereich entfernt wird.

Für die Beurteilung der Nichteinsetzbarkeit des Mitarbeiters oder einer Gefährdung der Arbeitssicherheit durch den Mitarbeiter ist die Einschätzung des Vorgesetzten ausschlaggebend. Er kann, weil er seinen Mitarbeiter kennt, ihn am besten einschätzen. Ein unsicherer Gang, eine Alkoholfahne, Unkonzentriertheit, Zittern, Schwitzen, eine unklare Sprache oder auch die Unfähigkeit des Mitarbeiters ein längeres, konzentriertes Gespräch zu führen könnten dabei mögliche Anhaltspunkte zur Einschätzung bieten. Es empfiehlt sich Zeugen für die Beurteilung hinzuzuziehen. Zeugen könnten dabei beispielsweise ein Schichtmeister, der nächsthöhere Vorgesetzte oder ein Betriebsrat der Abteilung sein. Die Entscheidung und auch die Verantwortung liegt jedoch alleine beim direkten Vorgesetzten.

3.2 Vorgehensweise

Grundsätzlich gilt, dass der Mitarbeiter im Rahmen eines Gespräches zum freiwilligen Niederlegen der Arbeit bewegt werden sollte. Ist dies nicht möglich, so muss dem Mitarbeiter die Fortführung seiner Arbeit untersagt und dieser aus dem Gefahrenbereich entfernt werden. In dieser Situation ist es wichtig Ruhe zu bewahren und zu versuchen die gespannte Situation zu entschärfen. Weiterhin muss verhindert werden, dass der Mitarbeiter mit seinem Kraftfahrzeug selbst nach Hause fährt. Daher sollte nach Möglichkeit versucht werden, sich die Autoschlüssel aushändigen zu lassen. Jedoch sollte hierbei keine Gewalt angewendet werden, sofern der Mitarbeiter die Herausgabe der Schlüssel verweigert.

Falls eine Trunkenheitsfahrt droht, sollte dem Mitarbeiter angekündigt werden, dass die Polizei verständigt wird. Diese Androhung sollte auch umgesetzt werden.

Nach Möglichkeit sollten bei den einzelnen Schritten immer Zeugen hinzugezogen werden, besonders bei aggressiven Mitarbeitern.

3.2.1 Heimtransport während der Frühschicht/tagsüber

Der Mitarbeiter soll immer, sowohl innerhalb des Werksgeländes als auch auf dem Weg nach Hause, begleitet werden. Eventuell wird auch ein Heimtransport mit dem Taxi notwendig. Die Kosten hierfür gehen immer zu Lasten des Mitarbeiters. Dabei sollte mit dem Taxiunternehmen abgeklärt werden, ob in solchen Fällen der Transport auch gegen Rechnung erfolgen kann, so dass im Ernstfall kein Problem wegen der Bezahlung entsteht.

Im Bedarfsfall kann für die Organisation des Heimtransportes auch die Personalabteilung eingeschaltet werden. Dies kann bei besonders aggressiven Mitarbeitern nötig sein.

Ebenso ist es im Einzelfall auch möglich die Sanitätsstation bzw. den Werksarzt einzuschalten. Die Sanitätsstation ist täglich bis 21.00 Uhr besetzt.

3.2.2 Heimtransport in der Spät- und Nachtschicht

Auch hier gilt, dass der Heimtransport (auch innerhalb des Werksgeländes) in Begleitung erfolgen soll. Dabei wäre als Begleitung ein Kollege, der Werkschutz oder auch der Heimtransport durch ein Taxiunternehmen denkbar. Ebenso könnten dafür Angehörige verständigt werden, die den Mitarbeiter abholen.

In Fällen, bei denen eine Gesundheitsgefahr droht, ist die Einschaltung der Sanitätsstation möglich. Diese ist bis 21.00 Uhr besetzt. Danach kann über die Pforte ein ärztlicher Notdienst verständigt werden.

Bei besonders aggressiven Mitarbeitern kann mit der Benachrichtigung des Werkschutzes oder der Polizei gedroht werden. Es empfiehlt sich, im Ernstfall diese Drohung auch zu realisieren.

3.2.3 Anfertigung eines Protokolls

Der Vorfall ist in einem Protokoll festzuhalten. Dabei sind aufzuzeichnen:

- Datum, Uhrzeit
- Anlass für die Entfernung des Mitarbeiters (Verdachtsmomente)
- Regelung des Heimtransportes
- Benachrichtigte Personen
- Zeugen.

Für die protokollarische Aufzeichnung ist in der Anlage ein Formblatt beigefügt. Eine Kopie des Protokolls soll an die zuständige Personalabteilung übersandt werden.

4 Gespräch mit dem Mitarbeiter

Am darauffolgenden Tag bzw. bei nächster Gelegenheit, bei der der Mitarbeiter wieder ansprechbar ist, sollte ein vertrauliches Gespräch zwischen dem Mitarbeiter und dem Vorgesetzten stattfinden. Dabei sollte über den Vorfall und die daraus resultierenden Konsequenzen gesprochen werden.

Diese Richtlinie bildet die Rahmenbedingungen für die Vorgehensweise bei Nichteinsetzbarkeit eines Mitarbeiters nach Einnahme berauschender bzw. stimmungsverändernder Mittel. Die Entscheidung über die anzuwendenden

Maßnahmen im Einzelfall liegt jedoch allein im Ermessen und in der Verantwortung des jeweiligen Vorgesetzten. Aufgrund des Vorgesetztenseminares „Suchtprobleme am Arbeitsplatz“ sollten sie die Situation einschätzen können. Des weiteren besteht bei der Durchführung die Möglichkeit, die Sozialberatung zu Rate zu ziehen.

FORMBLATT

Protokoll nach Entfernung eines Mitarbeiters vom Arbeitsplatz wegen akuter Alkoholisierung oder Zustand nach Einnahme anderer berauschender Mittel

---
Name/Vorname des Mitarbeiter

Personalnummer

Abteilung/Werkstatt

Anlass für die Entfernung des Mitarbeiters (Verdachtsmomente)

Zustand und Verhalten des Mitarbeiters

Wie wurde der Heimtransport geregelt?

Wer wurde benachrichtigt? (Zutreffendes bitte ankreuzen!)

- ❑ Sanitätsstation
- ❑ ärztlicher Notdienst
- ❑ Werksschutz
- ❑ Polizei, etc.

Zeugen (Name, Vorname, Abteilung)

Vorgesetzter, der den Mitarbeiter angesprochen hat (Name, Vorname, Abteilung)

Datum, Uhrzeit des Vorfalls

Unterschrift des Vorgesetzten

Kopie weitergeleitet an die Personalabteilung/Datum

2 Körperliche und seelische Folgen (Indikatoren) der Medikamentenabhängigkeit

Barbiturathaltige Schmerzmittel

Seelische Erscheinungen

- starke Gefühlsschwankungen
- Eigensinn
- Vielgeschäftigkeit bis zum
- Verlust der Selbstkritik und
- starke Reizbarkeit, aggressive Reaktionen

Körperliche Erscheinungen

- Magenschmerzen
- Übelkeit
- Blutdrucksenkung
- Gewichtsabnahme
- Schlafstörungen
- allgemeine Abgeschlagenheit
- Gliederschmerzen

Entzugssymptome

- epileptische Anfälle
- Delirien

Schlafmittel

Seelische und körperliche Folgen

- Dösigkeit
- leichte Euphorie und lässige Müdigkeit
- verminderte Reaktionsfähigkeit/Aufmerksamkeit
- vermindertes Konzentrationsvermögen
- geringe Ausdauer
- Antriebsminderung und Interessenverlust
- Gleichgültigkeit
- Verlangsamung der Denkabläufe
- Stürze mit schweren Verletzungen (Knochenbrüche, Hirnblutungen)

Entzugssymptome:

- Halluzinosen (z. B. Stimmen hören)

Tranquilizer (Beruhigungsmittel, Angstlöser)

- Verlangsamung
- rauschartige Zustände mit matter Euphorie
- ähnlich den Schlafmitteln

Appetitzügler und Aufputschmittel

- subjektive Gefühle der gesteigerten Leistungsfähigkeit
- nach Euphorie folgt
  - Traurigkeit
  - Antriebsverlust
  - Gefühle der Sinnlosigkeit
- bei höheren Dosen
  - Gefühl, dass die Umwelt feindlich ist bis hin zu
  - Verfolgungswahn
  - Halluzinationen

3 Körperliche und seelische Folgen (Indikatoren) der Drogenabhängigkeit

Opiate

Körperliche Erscheinungen

- Bewusstlosigkeit unterschiedlicher Schweregrade
- Atemzentrum im Gehirn wird unterdrückt
- Engstellung der Pupillen
- langsamer Herzschlag <60/min
- abgeschwächte Reflexe bis Reflexlosigkeit
- Unterkühlung, Senkung der Körpertemperatur <35° C
- bläulich-levide Färbung der äußeren Schleimhäute (Lippen)
- gelegentliche Krampfanfälle, Sauerstoffmangel im Blut
- Einstichstellen

Seelische Erscheinungen

- rasche Ermüdbarkeit
- Merk- und Konzentrationsstörungen
- reduzierte Urteilskraft
- Schuldgefühle
- Gewissensbisse
- Verlust des Selbstvertrauens
- innere Vereinsamung (Suizidgefahr)
- Abstumpfung von Pflicht- und Taktgefühl
- Nachlassen des Verantwortungsbewusstseins
- kritikloses Nachgeben gegenüber krimineller „Notwendigkeit“ (Dealen, Gewalttaten, Apothekeneinbrüchen u. a.)

Cannabis und Halluzinogene

Körperliche Erscheinungen

- Zwischenhirnerregung mit Weitstellung der Pupillen
- Körpertemperatur >37,5°C, Fieber
- schneller Herzschlag >100/min, gesteigerte Bewegungsabläufe

- bei hohen Dosen von LSD dagegen Atemdepression und Bradykardie
- Horrortripps mit panikartigen Angstreaktionen, Depressionen, Suizidgefahr und wahnhaften Verkennungen
- bei Haschisch gerötete Augenbindehaut, Nasenausfluss und Zäpfchen am hinteren Gaumen ist verdickt

Seelische Erscheinungen

- Mangel an Initiative, Spontaneität, Interesse
- Passivität
- Antriebslosigkeit
- Apathie
- bruchstückhaftes oder ideenflüchtiges Denken
- Herabsetzung der gedanklichen Speicherungsfähigkeit
- Merk- und Konzentrationsstörungen
- Störungen des Kurz- und Langzeitgedächtnisses
- Kritikschwäche
- Nachlassen von Pflicht- und Taktgefühl sowie Zuverlässigkeit
- depressive Verstimmung u. U. mit Weinkrämpfen und Selbstmordgedanken
- Erregungs- und Panikreaktionen
- aggressive Durchbrüche
- optische, akustische Halluzinationen
- Desorientierung
- realitätsfremd
- bei LSD sind die Symptome gegenüber Haschisch verstärkt
- gelegentlich Bewusstseinsstörungen mit verwirrtem Charakter

Amphetamine und Designerdrogen der Amphetaminreihe

Körperliche Erscheinungen

- Schweißausbrüche
- Hitzewallungen
- Kälteschauer
- Schwindel
- Brechreiz

- Erbrechen
- Herzrasen
- stoßweise, unrhythmische oder verwaschene Sprache
- Koordinationsstörungen
- Körper wird in Alarmbereitschaft versetzt
- Hirnblutung
- pulsierende Kopfschmerzen
- hektischer Bewegungsdrang und Zittern
- Kreislaufkollaps
- Herzversagen

Seelische Erscheinungen
- Überwachheit
- optische und akustische Halluzinationen
- wahnhafte Verkennungen
- ängstliche Verstimmung
- unproduktive Überaktivität
- Konzentrationsabfall
- herabgesetztes Urteilsvermögen
- Kritiklosigkeit
- Benommenheit
- Redefluss
- Selbstüberschätzung
- Zwangslachen
- Verwirrtheitszustände
- Ideenflucht
- Verfolgungsideen mit sexuellen Inhalten

Cocain/Crack

Körperliche Erscheinungen
- Verschiebung des vegetativen Gleichgewichtes zu Gunsten des Sympathikus, d. h. erhöhte Erregbarkeit
- Appetitlosigkeit
- Verdauungsstörungen

Seelische Erscheinungen

- Delirantes Syndrom mit Halluzinationen
- Verfolgungswahn
- Erregung
- Suizidalität
- Rededrang

Besondere Gefahren

- Atemdepression
- wiederholte Krampfanfälle und Herzversagen

Schnüffelstoffe (Organische Lösungsmittel)

Körperliche Erscheinungen

- Appetitlosigkeit
- Übelkeit
- Erbrechen
- Abmagerung
- Kopfschmerzen
- Schwindel
- Schlaflosigkeit
- Krampfanfälle
- chronische Intoxikation
- gradueller Verlust der intellektuellen Fähigkeiten

Seelische Erscheinungen

- Bewusstseinstrübung
- optische und akustische Halluzinationen
- Störung der Merkfähigkeit
- Desorientierung
- Vertuschungsversuche von Gedächtnislücken
- hirnorganisches Syndrom bei längerem Gebrauch (Desorientiertheit, Demenz, Verwirrtheit)

Besondere Gefahren

- Atemdepression
- Kollaps

4 Adressen

4.1 Bundesweit tätige Organisationen

Deutsche Hauptstelle gegen die Suchtgefahren
Postfach 13 69
59003 Hamm
Tel.: 0 23 81/9 01 50
Fax: 0 23 81/1 53 31

Deutsches Rotes Kreuz
Friedrich-Ebert-Allee 71
53113 Bonn
Tel.: 02 28/5 41-12 08
Fax: 02 28/5 41-12 61

Arbeiterwohlfahrt Bundesverband
Postfach 41 01 63
53023 Bonn
Tel.: 02 28/6 68 51 57
Fax: 02 28/6 68 52 09

Gesamtverband für Suchtkrankenhilfe im Diakonischen Werk
Kurt-Schumacher-Str. 2
34117 Kassel
Tel.: 05 61/10 95 70
Fax: 05 61/77 83 51

Bundesverband für stationäre Suchtkrankenhilfe
Kurt-Schumacher-Str. 2
34117 Kassel
Tel.: 05 61/77 93 51
Fax: 05 61/10 28 83

Paritätischer Wohlfahrtsverband
Heinrich-Hoffmann-Str. 3
60528 Frankfurt
Tel.: 0 69/6 70 62 69
Fax: 0 69/6 70 62 09

Deutscher Caritasverband
Postfach 420
79004 Freiburg
Tel.: 07 61/20 00
Fax: 0761/20 03 50

Fachverband Sucht e.V.
Walramstr. 3
53175 Bonn
Tel.: 02 28/26 15 55
Fax: 02 28/21 58 85

Bundeszentrale für gesundheitliche Aufklärung (BzgA)
Postfach 91 01 51
51071 Köln
Tel.: 02 21/89 92-0
Fax: 02 21/8 99 23 00

Gesellschaft gegen Alkohol- und Drogengefahren (GAD) e.V.
Am großen Gleichberg 2
98631 Römhild
Tel.: 03 69 48/87 20 37
Fax: 03 69 48/87 20 57

4.2 Landesstellen gegen die Suchtgefahren

Landesstelle gegen die Suchtgefahren in Baden-Württemberg
Augustenstr. 63
70178 Stuttgart
Tel.: 07 11/6 19 67 31
Fax: 07 11/6 19 67 68

Koordinierungsstelle der bayerischen Suchthilfe
Lessingstr. 3
80336 München
Tel.: 0 89/53 65 15
Fax: 0 89/5 43 92 03

Landesstelle Berlin gegen die Suchtgefahren
Gierkezeile 39
10585 Berlin
Tel.: 0 30/3 48 00 90
Fax: 0 30/34 80 09 66

Brandenburgische Landesstelle gegen die Suchtgefahren
Carl-von-Ossietzky-Str. 29
14471 Potsdam
Tel.: 03 31/96 37 50
Fax: 03 31/96 37 50

Bremische Landesstelle gegen die Suchtgefahren
Kolpingstr. 3
28195 Bremen
Tel.: 04 21/33 57 30
Fax: 04 21/3 37 94 44

Hamburgische Landesstelle gegen die Suchtgefahren
Brennerstr. 90
20099 Hamburg
Tel.: 0 40/2 84 99 18-0
Fax: 0 40/2 84 99 18-19

Hessische Landesstelle gegen die Suchtgefahren
Auf der Körnerwiese 5
60322 Frankfurt
Tel.: 0 69/5 96 96 21
Fax: 0 69/5 96 97 24

Landesstelle gegen die Suchtgefahren Mecklenburg-Vorpommern
Voßstr. 15a
19053 Schwerin
Tel.: 03 85/7 58 91 96
Fax: 03 85/7 58 91 95

Niedersächsische Landesstelle gegen die Suchtgefahren
Podbielskistr. 162
30177 Hannover
Tel.: 05 11/62 62 66-0
Fax: 05 11/62 62 66-22

Arbeitsausschuss Drogen und Sucht der Freien Wohlfahrt in Nordrhein-Westfalen
Friesenring 32–34
48147 Münster
Tel.: 02 51/27 09-250
Fax: 02 51/27 09-398

Landesstelle Suchtkrankenhilfe Rheinland-Pfalz
Karmeliterstr. 20
67322 Speyer
Tel.: 0 62 32/66 42 54
Fax: 0 62 32/66 41 30

Saarländische Landesstelle gegen die Suchtgefahren
Rembrandtstr. 17-19
66540 Neunkirchen
Tel.: 0 68 21/95 62 04
Fax: 0 68 21/95 62 05

Sächsische Landesstelle gegen die Suchtgefahren
Schönbrunnstr. 5
01097 Dresden
Tel.: 03 51/8 04 55 06
Fax: 03 51/8 04 55 06

Landesstelle gegen die Suchtgefahren im Land Sachsen-Anhalt
Walter-Rathenau-Str. 38
39106 Magdeburg
Tel.: 03 91/5 43 38 18
Fax: 03 91/5 62 02 56

Landesstelle gegen die Suchtgefahren für Schleswig-Holstein
Schauenburger Str. 36
24105 Kiel
Tel.: 04 31/56 47 70
Fax: 04 31/56 47 80

Thüringer Landesstelle gegen die Suchtgefahren
Dubliner Str. 12
99091 Erfurt
Tel.: 03 61/7 46 45 85
Fax: 03 61/79 206 77

4.3 Selbsthilfe- und Abstinenzorganisationen

Anonyme Alkoholiker (AA)
Lotte-Branz-Str. 14
80939 München
Tel.: 0 89/3 16 43 43
Fax: 0 89/3 16 51 00

AL-Anon Familiengruppen
Emilienstr. 4
45128 Essen
Tel.: 02 01/77 30 07
Fax: 02 01/77 30 08

Bundesverband Freundeskreise der Suchtkrankenhilfe
Kurt-Schumacher-Str. 2
34117 Kassel
Tel.: 05 61/78 04 13
Fax: 05 61/71 12 82

Deutscher Guttempler-Orden
Adenauerallee 45
20097 Hamburg
Tel.: 0 40/24 58 80
Fax: 0 40/24 14 30

Blaues Kreuz in Deutschland
Freiligrathstr. 27
42289 Wuppertal
Tel.: 02 02/62 00 30
Fax: 02 02/6 20 03 81

Kreuzbund
Münsterstr. 25
59065 Hamm
Tel.: 0 23 81/67 27 20
Fax: 0 23 81/6 72 72 33

Blaues Kreuz
in der Evangelischen Kirche
Märkische Str. 46
44141 Dortmund
Tel.: 02 31/5 86 41 32
Fax: 02 31/5 86 41 32

Informationen über Seminare und Fortbildungsmöglichkeiten:

Herbert Ziegler und Gabriele Brandl
Training & Beratung
Wasserland 4
53129 Bonn
Tel.: 02 28/2 07 99 08
Fax: 02 28/2 07 99 09
E-mail: Herbert-Ziegler@t-online.de
Gabriele-Brandl@t-online.de

Literatur

Birker, Klaus, Betriebliche Kommunikation, 1. Auflage, Berlin: Cornelsen Girardet, 1998

Busch, Rolf (Hrsg.), Betriebliche Gesundheitsförderung in Klein- und Mittelbetrieben, Konzepte und Erfahrungen, Freie Universität Berlin, 1998

DHS – Deutsche Hauptstelle gegen die Suchtgefahren, Jahrbuch Sucht '99, Geesthacht: Neuland-Verlagsgesellschaft mbH, 1998

Dietze, Klaus, Alkohol und Arbeit, Zürich: Orell Füssli Verlag, 1992

Dietze, Klaus u. Manfred Spicker, Alkohol – kein Problem? Suchtgefahren erkennen, Richtig handeln, Frankfurt/Main: Campus Verlag, 1997

Feser, Herbert, Umgang mit suchtgefährdeten Mitarbeitern, Arbeitshefte Führungspsychologie, Band 26, Heidelberg: J.H. Sauer-Verlag, 1997

Fleck, Jürgen u. Joachim Körkel, Der Rückfall von Alkoholabhängigen im Arbeitsrecht, Moralisches Versagen, selbstverschuldete Krankheit und andere Mythen, DB Heft 5 S. 274–277, 1990

Fuchs, Reinhard u. Martin Resch, Alkohol und Arbeitssicherheit, Arbeitsmanual zur Vorbeugung und Aufklärung, Göttingen: Hogrefe-Verlag für Psychologie, 1996

Fuchs, Reinhard, Ludwig Rainer u. Martina Rummel (Hrsg.), Betriebliche Suchtprävention, Göttingen: Verlag für Angewandte Psychologie, 1998

Hauptverband der gewerblichen Berufsgenossenschaften (HVBG), BGZ-Report 1/98 „Gefährdung der Sicherheit durch den Konsum illegaler Drogen", Sankt Augustin, 1998

Körkel, Joachim (Hrsg.), Praxis der Rückfallbehandlung, Ein Leitfaden für Berater, Therapeuten und ehrenamtliche Helfer, Wuppertal: Blaukreuz-Verlag, 1991

Kraus, Ludwig u. Rita Bauernfeind, Repräsentativerhebung zum Gebrauch psychoaktiver Substanzen bei Erwachsenen in Deutschland 1997, Sucht, 44. Jahrgang, Sonderheft 1, S. 1–83, September 1998

Ministerium für Kultur, Jugend, Familie und Frauen Rheinland-Pfalz (Hrsg.), Modellprojekt Betriebliche Suchtprävention, Abschlußbericht, Mainz, 1998

Nette, Angelika, Medikamentenprobleme in der Arbeitswelt, Ein Handbuch für die betriebliche Praxis, Frankfurt: IG-Metall, Nr. 139, 1995

Rußland, Rita, Das Suchtbuch für die Arbeitswelt, Frankfurt: IG-Metall, Nr. 126, 1991

Schanz, Günther, Cornelia Gretz, Detlef Hanisch u. Angelika Justus, Alkohol in der Arbeitswelt, Fakten – Hintergründe – Maßnahmen, München: Verlag C. H. Beck, 1995

Schmidt, Gunther, Vom sogenannten „Rückfall" zur Nutzung von „Ehrenrunden" als wertvoller Informationsquelle. In: Richelshagen, Kordula (Hrsg.), Sucht-Lösungen, Systemische Unterstellungen zur ambulanten Therapie, Freiburg: Lambertus-Verlag, 1996

Schröer, Alfons u. Reinhold Sochert, Gesundheitszirkel im Betrieb, Modelle und praktische Durchführung, Wiesbaden: Universum Verlagsanstalt, 1997

Weisbach, Christian-Rainer, Professionelle Gesprächsführung, Ein praktisches Lese- und Übungsbuch, München: Verlag C. H. Beck, 1997

Wilke, Karl H. u. Herbert Ziegler, Probleme mit dem Alkohol – eine Fibel für den Betrieb, Köln: Deutscher Instituts-Verlag, 1992

Ziegler, Herbert, Vernetzt denken und handeln: Ambulante Behandlung und betriebliche Suchtkrankenhilfe. In: Richelshagen, Kordula (Hrsg.), Sucht-Lösungen, Systemische Unterstellungen zur ambulanten Therapie, Freiburg: Lambertus-Verlag, 1996

Ziegler, Herbert, Alkohol und Medikamente am Arbeitsplatz – Probleme und Lösungen, Hamburg: DAK – Deutsche Angestellten Krankenkasse, 1996

Ziegler, Herbert, Das blaue Wunder, Sucht am Arbeitsplatz, Hamburg: DAK – Deutsche Angestellten Krankenkasse, 1996